编委会

主　编

赵宁建　郑　宝　魏永康

副主编

马　坚　焦桂生　王　黎　李　兰

参编人员

刘如兰　卢承德　白文瑾　成耀帅

石　磊　张菊莲　沈晓燕　牛颖玉

路瑞娥

赵宁建
郑宝 ——著
魏永康

松解治疗冻结肩 运用臂丛阻滞下手法 基于《黄帝内经》筋骨理论

黄河出版传媒集团
阳光出版社

图书在版编目（CIP）数据

　　基于《黄帝内经》筋骨理论运用臂丛阻滞下手法松解治疗冻结肩 / 赵宁建，郑宝，魏永康主编. -- 银川：阳光出版社，2020.10
　　ISBN 978-7-5525-5676-6

　　Ⅰ.①基… Ⅱ.①赵…②郑…③魏… Ⅲ.①肩关节周围炎－中医治疗法 Ⅳ.①R274.943

　　中国版本图书馆CIP数据核字（2020）第214876号

基于《黄帝内经》筋骨理论运用
臂丛阻滞下手法松解治疗冻结肩　　　　赵宁建　郑　宝　魏永康　主编

责任编辑　申　佳
封面设计　晨　皓
责任印制　岳建宁

黄河出版传媒集团
阳光出版社　出版发行

出 版 人　薛文斌
地　　址　宁夏银川市北京东路139号出版大厦（750001）
网　　址　http://www.ygchbs.com
网上书店　http://shop129132959.taobao.com
电子信箱　yangguangchubanshe@163.com
邮购电话　0951-5014139
经　　销　全国新华书店
印刷装订　宁夏凤鸣彩印广告有限公司
印刷委托书号　（宁）0018972

开　　本　880mm×1230mm　1/32
印　　张　6.25
字　　数　180千字
版　　次　2020年10月第1版
印　　次　2020年10月第1次印刷
书　　号　ISBN 978-7-5525-5676-6
定　　价　40.00元

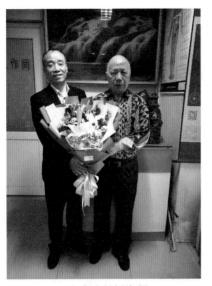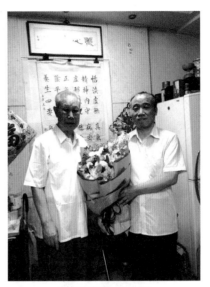

拜韦贵康教授为师　　　　　　　　　　拜孙呈祥教授为师

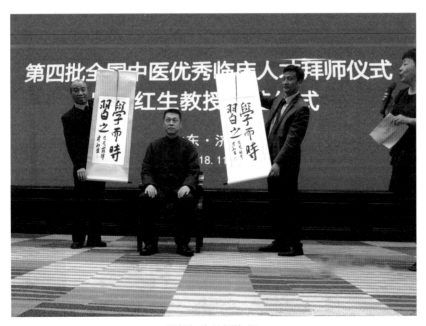

拜詹红生教授为师

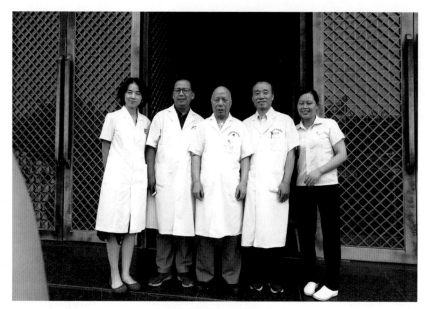

跟韦贵康教授学习

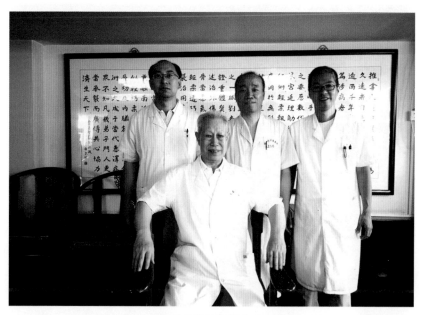

跟孙呈祥教授做临床

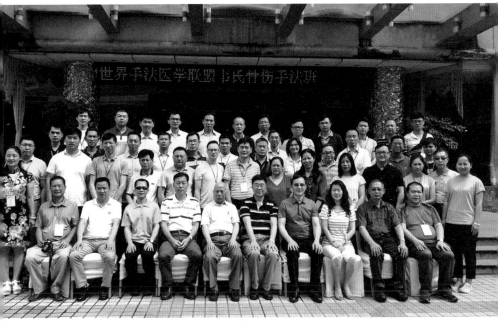

参加韦贵康教授"韦氏手法"学习班

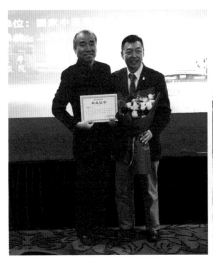

与上海中医药大学副校长胡鸿毅合影

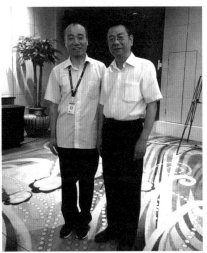

与翟双庆教授合影

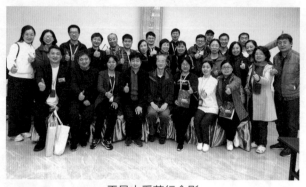

天目山采药行合影

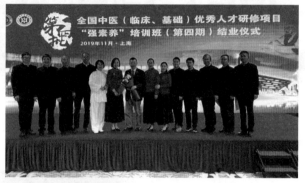

参加第四批全国中医(临床、基础)优秀人才
研修项目"强素养"培训班(第四期)

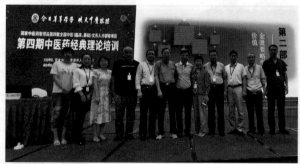

参加国家中医药管理局第四批全国中医(临床、基础)
优秀人才研修项目第四期中医药经典理论培训班

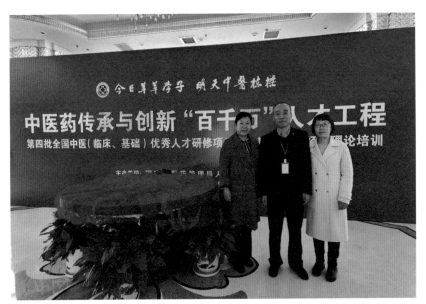

参加中医药传承与创新"百千万"人才工程第四批全国中医(临床、基础)
优秀人才研修项目第五期经典理论培训班

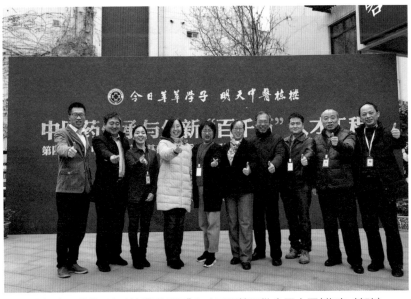

参加中医药传承与创新"百千万"人才工程第四批全国中医(临床、基础)
优秀人才研修项目第五期经典理论培训班

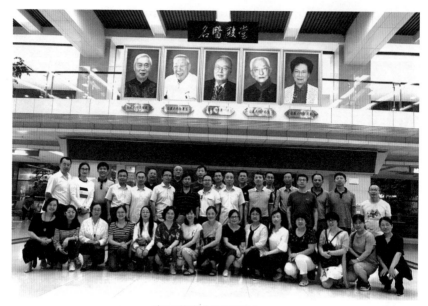

在江苏省中医院学习

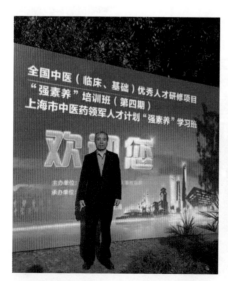

参加全国中医(临床、基础)优秀人才研修
项目"强素养"培训班(第四期)上海市
中医药领军人才计划"强素养"学习班

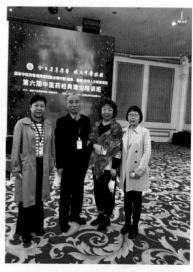

参加国家中医药管理局第四批全国
中医(临床、基础)优秀人才研修项目
第六期中医药经典理论培训班

目 录

拓展篇

临床篇

第一章　筋的理论

"筋"一词最早出现在《黄帝内经》中。《说文解字》曰："筋，肉之力也。从肉从力从竹。竹，物之多筋者。"从力，指出了筋可以产生力量；从月肉旁，明确了筋是肉性组织。

《黄帝内经》把人体分为五体，即筋、脉、肉、皮、骨共为五体，筋为肝所主，气血所养。《黄帝内经》详细地论述了人体由少而壮而老的整个发育过程，筋的发育也与之相应。《素问·上古天真论》云："（女子，引者注）三七，肾气平均，故真牙生而长极；四七，筋骨坚，发长极，身体盛壮。""（男子，引者注）三八，肾气平均，筋骨劲强，故真牙生而长极；四八，筋骨隆盛，肌肉满壮……七八，肝气衰，筋不能动……今五藏皆衰，筋骨解堕，天癸尽矣。"《黄帝内经》认为人体筋主要具有以下三种功能。首先，具有"利机关"主司关节运动的功能。《素问·痿论》言："阳明者，五藏六腑之海，主闰宗筋，宗筋主束骨而利机关也。"其次，筋多附于骨和关节处，具有约束骨骼的功能。《素问·五藏生成》认为："诸脉者皆属于目，诸髓者皆属于脑，诸筋者皆属于节，诸血者皆属于心，诸气者皆属于肺，此四支八溪之朝夕也。"筋连于关节，能伸能屈，故诸筋者，皆属于节。最后，筋具有保护作用。筋满布于躯体和四肢各部，对人体重要的脏器组织能起到一定的保护作用。《灵枢·经脉》曰："人始生，先成精，精成而脑髓生，骨为干，脉为营，筋为刚，肉为墙，皮肤坚而毛发长。"

　　《黄帝内经》认为外感、内伤都可导致筋的损伤。首先是外感六淫所伤，常见风邪、寒邪、湿邪、热邪等。《素问·生气通天论》云："因于湿，首如裹，湿热不攘，大筋緛短，小筋弛长，緛短为拘，弛长为痿。"《素问·阴阳应象大论》言："怒伤肝，悲胜怒；风伤筋，燥胜风；酸伤筋，辛胜酸。"说明风邪可以损害筋。《素问·气穴论》曰："积寒留舍，荣卫不居，卷肉缩筋，肋肘不得伸，内为骨痹，外为不仁，命曰不足，大寒留于溪谷也。"《灵枢·百病始生》道："是故虚邪之中人也，始于皮肤……或着于伏冲之脉，或着于膂筋，或着于肠胃之募原，上连于缓筋，邪气淫泆，不可胜论。"《灵枢·刺节真邪》载："虚邪之中人也，洒淅动形，起毫毛而发腠理。其入深，内搏于骨，则为骨痹。搏于筋，则为筋挛。"内伤病因有饮食过嗜、七情所伤、五劳过极以及相关疾病的传变，如过食酸味，可以导致筋的损伤，辛味可以抑制酸味。《素问·阴阳应象大论》言："东方生风，风生木，木生酸，酸生肝，肝生筋，筋生心，肝主目……酸伤筋，辛胜酸。"《素问·五脏生成论》："多食苦，则皮槁而毛拔；多食辛，则筋急而爪枯。"《灵枢·五味论》言："酸走筋，多食之，令人癃。"过怒可以导致筋伤。《素问·生气通天论》言："阳气者，大怒则形气绝，而血菀于上，使人薄厥。有伤于筋，纵，其若不容，汗出偏沮，使人偏枯。"《素问·气厥论》曰："肾移寒于肝，痈肿、少气；脾移寒于肝，痛肿、筋挛。"《素问·痹论》言:"五藏皆有合,病久而不去者,内舍于其合也。故骨痹不已,复感于邪,内舍于肾;筋痹不已,复感于邪,内舍于肝。"筋痹拖延日久,又感受了邪气则向内侵入而停留在肝。因为肝与筋相合,始病在外之有形,复伤在内之五气,外内形气相合,而邪舍于内矣。

《素问·宣明五气篇》和《灵枢·九针论》都提到了五劳所伤,即"久视伤血,久卧伤气,久坐伤肉,久立伤骨,久行伤筋"。因此,多种病因都可致筋的损伤。临床常见的筋伤疾病有以下几种:筋痹、筋急、筋强、筋痿、筋缓、瘾疝、痉病以及特殊筋病"息贲""伏梁"等。 筋伤的常见病机有脾失健运、脏腑功能失常、筋之府受损等。《素问·脉要精微论》言:"夫五藏者,身之强也……膝者,筋之府,屈伸不能,行则偻附,筋将惫矣。"《素问·太阴阳明论》说:"四肢皆禀气于胃而不得至经,必因于脾乃得禀也。今脾病不能为胃行其津液,四肢不得禀水谷气,气日以衰,脉道不利,筋骨肌肉皆无气以生,故不用。"《黄帝内经》亦有很多篇幅提到五运六气对肝与筋的影响。《素问·五常政大论》说:"太阳司天,寒气下临……皮顽肉苛,筋脉不利,甚则胕肿,身后痈。"

关于筋伤的治疗,《黄帝内经》对治则治法有很多论述。强调预防为主。《素问·宣明五气篇》曰:"五味所禁:辛走气,气病无多食辛;咸走血,血病无多食咸;苦走骨,骨病无多食苦;甘走肉,肉病无多食甘;酸走筋,筋病无多食酸;是谓五禁,无令多食。"治疗应及时。《素问·阴阳应象大论》言:"故善治者,治皮毛。其次治肌肤。其次治筋脉。其次治六腑。其次治五脏。治五脏者,半死半生也。故天之邪气，感则害人五脏，水谷之寒热，感则害于六腑，地之湿气，感则害皮肉筋脉。"明确病位，避免误治。《素问·痿论》曰："刺脉无伤筋，筋伤则内动肝，肝动则春病热而筋弛。刺筋无伤骨，骨伤则内动肾，肾动则冬病胀、腰痛。"常用的治疗方法有针刺、按摩、导引、热敷等。《素问·血气形志篇》说："形苦志乐，病生于筋，治之以熨引。"《灵枢·九针论》曰："形乐志苦，病生于脉，治之以灸刺。形苦志乐，病生于筋，治之以熨引。"

《黄帝内经》主要从内科学和针灸经络学角度，对筋伤的病因、病机和治法进行较为完整的阐述。相对而言，对跌打外伤和劳损所致筋伤的论述较为缺乏。清代吴谦等编的《医宗金鉴·正骨心法要旨》则系统地总结了清代以前的正骨经验，对人体各部的骨度、损伤的治法记录周详，既有理论，亦重实践，图文并茂，很好地弥补了《黄帝内经》的不足。而且特别强调手法治疗在骨伤科学中的作用，认为"是则手法者，诚正骨之首务哉"。人体的筋可随人的意志屈伸并产生力量，并牵拉肢体产生相应活动的组织，因此可以说筋相当于现代医学所指的骨骼肌。骨骼肌附着于骨骼上，其越过一个或多个关节，当肌肉收缩时，则牵引远端的肢体沿关节的某个运动轴活动而产生运动。其肌腱均附丽关节周围。正如《素问·五脏生成篇》所说："诸筋者皆属于节。"其肌腹由肌纤维组成，维持着肌肉的外形，居两关节之间，正是"其所结所盛之处，则唯四肢溪谷之间为最"。筋肉包绕了关节，又隆盛于两关节之间。可见这里讲的筋就是骨骼肌。

人体的肌纤维有两种基本类型：慢肌纤维和快肌纤维。慢肌纤维亦称作红肌纤维或 Type I 纤维。快肌纤维亦称作白肌纤维或 Type II 纤维,可以再被划分为 II A、II B 和 II C 三类。快肌纤维直径较慢肌纤维大,含有较多的收缩蛋白。肌浆网较慢肌纤维发达,由较大的运动神经元支配,神经纤维较粗,传导速度较快。慢肌纤维周围毛细血管较快肌纤维丰富,慢肌纤维含有较多的肌红蛋白。慢肌纤维含有较多的线粒体,而且线粒体体积较大.慢肌纤维由较小的运动神经元支配,神经纤维较细,传导速度较慢。慢肌较快肌含有更多的肌梭。梭内肌纤维具有独立的神经支配,运动神经元不仅在肌肉收缩时(动态)刺激肌纤维,而且在肌肉安静弛缓时(静态)也刺激梭内肌纤维,从而保持肌肉始终处于具有持续适宜张力的状态。肌梭的感觉感受器对牵拉刺激敏感,极易感受牵拉刺激并向中枢传入神经冲动。牵拉产生的传入冲动引起脊髓的牵张反射,而且对于控制运动、维持姿势和肌紧张的中枢调节起着重要作用。躯体运动是人体对外界反应的主要活动。任何形式的躯体运动,都是以骨骼肌的活动为基础的。不同肌群在神经系统的调节下,互相协调和配合,形成各种有意义的躯体运动。神经系统的不同部位对躯体运动的整合作用有明显的程度差别。越是复杂的躯体运动,越需要高水平的神经系统的参与。因此,人体运动功能的调控是一个非常复杂的过程,涉及中枢神经系统的多个层面。 在肌组织中,受到主动收缩力或被动牵拉力时,其应力点基本在肌的起止点处,中医称作筋结点。这里也正是劳损并引起关节痹痛的重要部位。而在该部位的附属组织更首当其冲,是劳损最早发生的部位,筋结点反复损伤,尤其有"横络"形成时,则称之为结筋病灶点。某些特殊易磨损的部位,如肱二头肌长头肌腱沟处,因肌腱受肱骨大小粗隆及其上附着的横韧带的限制,也是常出现结筋病灶的部位。与此相同,神经纤维管、骨性纤维管、腱鞘、滑液囊、滑车、籽骨等也是容易出现结筋病灶点的部位。《素问·宣明五气篇》说:"久坐伤肉……久行伤筋。""久坐伤肉"是古代医家对长期静坐不动而致劳损的总结。久坐需要长时间维持躯干的直立状态,那么维持体位和肌张力的慢肌纤维就需要持续收缩,时间过长就可导致Ⅰ型肌纤维的慢性损伤,即伤肉。久行是指肢体的持续运动状态。较大幅度的关节活动需要多组快肌纤维地持续反复收缩、牵拉肌腱,将拉力传到多个大的关节,协调运动。若时间过长,就可造成Ⅱ型肌纤维的损伤,即伤筋。

笔者通过对经典理论的复习以及对相关文献的研究,可以明确"肝脏"除了具有"主疏泄""主藏血""藏魂"的功能以外,还有一个重要的生理功能——"主筋",即对人体的骨骼肌进行控制。《素问·宣明五气篇》云:"心主脉,肺主皮,肝主筋,脾主肉,肾主骨,是为五主。"表明"肝"与"筋"之间有密切联系。"主"在这里是动词,有主持、控制、调节的含义。现代研究表明,祖国医学所说的筋,应包括现代解剖学的骨骼肌、肌腱及韧带。"肝主筋"主要是指骨骼肌的运动功能,是一个完整的运动系统,表明"肝"对"筋"运动有控制和调节的作用。现代研究认为,肝功能与神经系统的部分功能密切相关。"肝主筋"主要是指肝对骨骼肌的运动功能的调控作用,上有相关的运动中枢,中间有传导神经,末端有效应器,即骨骼肌及其附属物。因此我们认为祖国医学的筋与现代解剖学上的

Ⅱ型肌纤维、"肉"与Ⅰ型肌纤维有相关性，"肝主筋"主要是指肝对骨骼肌运动功能的调控功能。因此祖国医学认为筋的疾病，多与肝有关。《素问·至真要大论》中说："诸风掉眩，皆属于肝。""掉"，摇也，指肢体动摇，如肌肉痉挛、震颤之类症状。肝为风木之脏，其病多化风。肝主身之筋膜，开窍于目，其病则木失滋荣，则见肢体摇摆震颤、目眩头晕。这与现代医学所说的帕金森病、小儿抽动症、面肌痉挛以及不宁腿综合征等伴有肌肉抽动症状的疾病有关。运动神经元疾病在早期可出现肌肉跳动，不同于中医痿证，而类似"肌肉𤵖动"，因此针对本病，中医认为以"肝风"为主，应从肝从风论治。

筋伤是骨伤科最常见的疾病，引起筋伤的原因比较复杂，往往是内外因素综合作用的结果。全身性的内在因素与局部筋伤的发生有密切的联系，局部筋伤也可引起全身性的病理变化。凡人体遭受暴力、强力扭转、牵拉压迫、跌扑闪挫、经久积劳及风寒湿邪侵袭等，都可引起筋的损伤。《医宗金鉴·正骨心法要旨》总结筋的损伤有"筋强、筋柔、筋歪、筋正、筋断、筋走、筋粗、筋翻、筋寒、筋热"。目前中医治疗筋伤在临床上应用广泛，取得了良好的临床疗效，其中筋伤手法具有鲜明的专业特色，是在长期临床实践中逐渐发展起来的。现有的研究结果表明，手法不仅能纠正筋出槽、骨错缝，达到《素问·生气通天论篇》所说的"筋柔骨正，气血以流"的良好生理状态，而且可以改善微循环、提高痛阈、调节内脏和神经系统功能，从而使筋伤手法的适应证日趋扩大、疗效提高，更好地服务于临床。

第二章 冻结肩概述

一、中医籍典中有关冻结肩的论述

冻结肩又称疼痛性肩关节挛缩症,祖国医学称之为"漏肩风""冻结肩""锁肩风""肩凝症""五十肩"等,"五十肩"是肩周炎多发于50岁以上的中老年人,从年龄方面命名。"冻结肩""肩凝症"是对肩周炎临床症状的高度概括,肩周炎以肩关节功能障碍、活动不利为主要临床表现,肩如冻结状、凝滞不利,故因此命名。外感风寒之邪,气血凝滞,经脉不利,不通则痛,故又称"漏肩风"。"漏肩风"一名,最早见于清代高秉均的《疡科心得集·辨历节风漏肩风论》:"《金匮》云,风寒湿三气杂至,合而为痹也,漏肩风,肩骱酸楚,或疼痛漫肿。"《黄帝内经》有"肩背痛"和"肩前臑痛"的记载。中医古籍把肩部疼痛为主而功能活动正常或影响较轻的称为"肩痛",认为本病与感受风、寒、湿邪密切相关,而对肩功能活动障碍以致上肢不能活动的称为"肩不举"。《黄帝内经》中将肩痛称为"肩痹",归为"痹证"的范畴。《素问·痹论篇》言:"风寒湿三气杂至合而为痹也。其风气胜者为行痹,寒气胜者为痛痹,湿气胜者为著痹也。"关于"肩痛"一词,晋代皇甫谧《针灸甲乙经》中言:"肩痛不可举,引缺盆痛,云门主之。"明代张介宾《类经图翼》云:"凡人肩冷臂痛者,每是风寒,肩上多冷,或日需热手抚摩,夜须多被拥盖。《古今医鉴·卷之十》曰:"臂为风寒湿所搏,或睡后,手在被外,为寒邪所袭,遂令臂痛,及乳妇以臂枕儿,伤于风寒,而致臂痛者,悉根据后三方内选用。"文中所述"臂痛",也可考虑为肩周炎症状所致。由此可见,肩周炎的中医病名"漏肩风""冻结肩""肩凝症""五十肩"等最早也只是出现在近现代的一些骨伤病著作中。以冻结肩的病因病机来命名,多数医家的意见较为一致,认为应归属于中医痹症范畴,因此"肩痹"也是冻结肩中医病名的较好概括。

祖国医学认为冻结肩的形成有内、外两个因素,内因是年老体弱、肝肾不足、气亏血虚。外因是风寒湿邪、外伤以及慢性劳损,多为寒凝筋脉、气血瘀滞、筋失所养、筋脉拘急,属不通则痛导致的活动障碍。

(一)内因

1. 肝肾亏虚,精血不足

年老体弱,肝肾亏虚,肝血虚,肾精衰,肝主筋,筋赖肝血的濡养,内因是发生冻结肩的根本原因。《灵枢·天年篇》曰:"五十岁,肝气始衰,肝叶始薄,胆汁始减,目始不明。"在肝脏发生病变时,筋病丛生,易发生筋瘈、筋软和筋挛等多种病变,形成易患冻结肩的内在因素。肝藏血,主筋,具有贮藏血液和主筋肉运动的功能;肾主骨,主封藏,精可化血生髓,髓能充骨,故骨骼的强壮决定于肾的盛衰,骨有赖于肾精充养,肾气虚衰,精亏血虚,则骨髓不充、骨惫懈惰。"《素问·上古天真论》中云："(女子,引者注)七七,任脉虚,太冲脉衰少,天癸竭,地道不通,故形坏而无子也。""(丈夫,引者注)七八,肝气衰,筋不能动;八八,天癸竭,精少,肾脏衰,形体皆极,则齿发去。"因此,冻结肩多见于年过半百之人。

2. 气虚血弱,血不荣筋

《素问·五脏生成篇》曰："肝受血而能视,足受血而能步,掌受血而能握,指受血而能摄。"隋唐时期已认识到冻结肩的发病与气虚血弱、劳伤有关,如《诸病源候论》载："此由体虚,腠理开,风邪在于筋故也……邪客机关,则使筋挛,邪客足太阳之络,令人肩背拘急……"对肩部而言,气血虚亏,肩关节失于温煦,则气血运行不畅、经脉凝滞,不通则痛。血虚,筋肉失于濡润、滋养,局部肌肉、韧带紧张、拘急,不通则痛,肩关节出现屈伸不利、活动受限等症状。年老体弱之人,气血亏虚,脾胃健运失利,气血生化无源,造成气血虚衰,传输功能失调,脾主四肢肌肉,精微外不能充养四肢肌肉,内不能灌溉五脏,日久将出现肌肉萎缩、四肢疲惫、举动无力。

3. 饮食失节,痰湿内生

饮食不节,脾胃受损,易生痰湿。脾主肌肉四肢,为气血生化之源,有运化敷布、弥漫滋润全身的作用。脾气健旺,则水谷可化成为精微物质以濡养肌肉关节,同时亦可升动阳气,水液则无停滞壅积。《素问·痹论》云："此亦食饮起居处,为其病本也。"若脾虚失运,则脾不能为胃行其津液,湿不能及时运化敷布,水液代谢发生障碍,湿邪留滞于关节,溢于肌肉,而生关节疼痛,肿满一类的病症。《金匮要略·痓湿·病脉证并治第二》言:"湿家之为病,一身尽疼,发热……湿家身烦痛。"

4. 内伤七情,气血瘀滞

肝喜条达,主气机之疏泄,肝之疏泄功能正常,则气机舒畅条达,气行则血行。唐容川《血证论》言:"肝属木,木气冲和条达,不致遏郁,则血脉得畅。"若情志失调、肝郁气滞、气机不畅,则血行受阻,发生瘀滞而闭阻脉络,可致周身疼痛,发生肌肉、关节疼痛,表现在肢体上,可出现关节和肌肉的疼痛、麻木、重着、屈伸不利。《医学入门》曰:"痹者,气闭塞不通流也,周身掣痛麻者,谓之周痹,乃肝气不行也。"情志失调、抑郁恼怒或思虑过度、精神紧张等内伤七情,肝郁气结,气机不利,疏泄失职,肩部气血瘀滞则发为疼痛、关节活动不利。

(二)外因

1. 外感风寒湿邪

若老年营卫虚弱,复因久居湿地,露宿风雨,夜寐露肩当风,以致风寒湿邪客于血脉筋肉,血行不畅而脉络拘急疼痛,寒湿之邪淫溢于筋肉则屈而不能伸,痿而不用。《素问·痹论篇》曰:"风寒湿三气杂至合而为痹也。"同时指出:"所谓痹者,各以其时重感于风寒湿之气也。"清代叶香岩《临证指南医案》言:"痹者,闭而不通之谓也,正气为邪所阻,脏腑经络,不能畅达,皆由气血亏损,腠理疏豁,风寒湿三气,得以乘虚外袭,留滞于内,致湿痰浊血,流注凝涩而得之。"《医门法律》载:"风寒湿三痹之邪,每借人胸中之痰为相援。"总之,风寒湿三气侵袭于肩部,寒性收引凝滞,湿邪重浊,导致肩部气血不通,筋脉拘急挛缩,筋肉胶滞粘连,关节重滞,则可引起疼痛和运动功能障碍。

2. 外伤劳损

《灵枢·贼风》中首次提出肩部发病与外伤关系密切,认为伤后恶血停聚于肌肉筋骨之间,气血运行不畅,易受风寒湿邪侵犯,恶血与外邪侵袭则发为痹证。《诸病源候论》指出,虚劳损血耗髓,故伤筋骨也,劳伤之人,阴阳俱虚,经络脉涩,血气不利,说明劳逸损伤亦可导致气血经脉不通成痹痛。《素问·宣明五气篇》曰:"五劳所伤,久行伤筋。"积年累月肌肉劳损或姿势不正确,肩部肌肉、韧带、肌腱损伤,超过了肩部筋骨的耐受范围,会造成筋肉微细损伤,日久导致局部气血运行不畅,筋脉失于濡养,筋脉拘急,产生肩部疼痛。正如《灵枢·本脏篇》所言:"是故血和,则经脉流行,营复阴阳,筋骨劲强,关节清利矣。"

二、近现代对冻结肩的研究

(一)成因

早在 1872 年,Duplay 即提出 "肩关节周围炎"(Periarthrite Scapulohumerale)的名称,并被广泛引用。他认为肩峰下滑囊炎症、变性、粘连等变化是肩痛和关节运动受限的原因。1934 年,Codman 研究无明确外伤原因的肩痛伴肩关节功能障碍的病理表现,统称为冻结肩(Frozen Shoulder)。目前,国外文献多使用"冻结肩"或"粘连性关节囊炎"这两个名称。1943 年,Lippmann 强调所谓冻结肩是肱二头肌长头腱粘连性腱鞘炎所致。1946 年,

Neviaser 通过组织活检发现,此类病例存在肩关节囊挛缩、关节囊滑膜下层慢性炎症和纤维化,因而提出"粘连性关节囊炎"的概念。1952 年,Depalma 对肱二头肌长头腱炎与肩袖病变的相关性进行了研究。由于各位学者对冻结肩的研究从不同角度观察、发现了不同的病理变化,提出了众多病因学说,证明了冻结肩是肩关节疼痛及运动功能障碍的一种综合征。随着解剖生理、病理生化、免疫学及病因学知识的积累,近代分子生物学、光学及影像技术的进步,疾病诊断更精确、更科学,肩周炎包括的范围更为广泛,有肩峰下滑囊炎、冈上肌腱炎、肌肩袖病变、肱二头肌长头肌腱炎及腱鞘炎、喙突或喙肱韧带炎、肩锁关节炎、肩峰下撞击综合征以及狭义的肩周炎等多种疾病。冻结肩是肩关节的关节囊及节周围软组织发生的一种慢性无菌性炎症反应,主要特征是肩部疼痛和关节活动障碍逐渐加重,持续数月甚至更长时间,给患者工作和日常生活带来了极大不便。

根据冻结肩的发病特点,可以分为原发性和继发性两类。原发性冻结肩又称为特发性冻结肩,尚未发现明确病因。继发性冻结肩指的是继发于患侧上肢创伤和手术之后的肩痛和关节僵硬。鉴别原发性和继发性冻结肩,对于选择合理的治疗方式至关重要。本病大多发生在 40 岁以上中老年人身上,软组织退行病变,对各种外力的承受能力减弱是基本因素。长期过度活动、姿势不良等所产生的慢性致伤力是主要的发病诱因。肩部急性扭挫伤、神经的损伤等也会导致肩周炎的发生。冻结肩的发病机制主要与下列因素相关。

1. 炎症性因素

1872 年,Duplay 首先提出"肩关节周围炎",认为肩峰下滑囊炎症、变性、粘连等变化是肩痛和关节运动受限的原因。褚立希等观察肩周炎患者的肩周组织有炎性细胞浸润, 毛细血管扩张充血,通透性增加,细胞和液体渗出引起局部组织水肿、坏死、关节囊和滑囊的纤维组织增生和粘连, 影响了局部组织的新陈代谢,并释放炎性因子,造成肩部疼痛。有学者发现肩周炎的病理改变急性期主要是肱二头长头肌腱肿胀、关节滑膜水肿、炎性细胞浸润和组织液渗出,最终导致肩周软组织粘连、挛缩和盂肱关节活动严重受限。肩关节的慢性损伤可以增加引起机体释放神经肽类以及化学物质,如前列腺素(PGF2)、血栓素、一氧化氮、肿瘤坏死因子、IL-6、IL-8 等,这些物质会造成和促进局部炎症的发生,引起疼痛的产生和加剧。研究人员认为,5-羟色胺、前列腺素等是组织炎症或损伤时由损伤组织释放的内源性炎性介质,引起炎症或损伤局部的疼痛。其中 5-羟色胺作为一种有很强致痛作用经典的外周致痛递质,可通过细胞内信号转导的级联机制使伤害性感受器的受体或离子通道磷酸化,使伤害性感受器的感觉阈值降低,参与痛觉过敏的形成。胡波在研究中发现,造模后血清和肌肉组织中 5-羟色胺和 PGE2 的含量较正常升高, 提示模型家兔局部产生了较为剧烈的炎症反应和疼痛。

2. 退变性因素

肩部的解剖结构复杂,活动范围大,容易受到慢性劳损和急性扭挫伤的创伤。肩关节周围肌腱、韧带等软组织发生退行性改变肩关节本身变性的疾病,可由于疼痛而限制肩关节运动造成肩周炎。研究人员认为,氧自由基可参与多种中老年退行性变的病理过程,随着年龄的增长,机体抗氧化酶的活性不断下降,机体中过量氧自由基迅速与核酸、蛋白质、氨基酸、脂质等反应,导致生物膜的变性、细胞的凋亡,从而使溶酶体释放大量的炎性致痛物,导致局部微循环障碍与疼痛。郭长青的研究证实了肩周炎模型兔氧自由基代谢出现紊乱,脂质过氧化反应加重,而机体的抗氧化能力下降,从而造成组织损伤,加重了肩周炎的病理进程。沈霖等研究也发现兔肩周炎模型局部肌肉的超氧化物歧化酶活性明显下降,而脂质过氧化物含量增高,说明肩周炎模型兔的局部抗氧化能力降低,有害氧化增加,提出自由基代谢的紊乱是肩周炎发病机制之一。

3. 微循环障碍因素

在外伤、劳损等作用因素下,可造成肩关节周围组织不同程度的肌纤维、韧带发生断裂,毛细血管破裂,形成渗出性水肿,使肌肉内压力增高,肩关节局部血液循环情况受阻,影响肌肉组织的新陈代谢,并造成乳酸堆积。这些乳酸堆积产物又刺激肌肉血管挛缩,进一步加重微循环障碍,从而产生疼痛。组织细胞由于缺血缺氧而水肿、变性、坏死,导致关节粘连僵硬。

4. 神经性损伤因素

肩关节及周围肌肉、韧带主要受臂丛神经(第五至第八颈神经前支大部分构成)支配,即肩胛上神经、肌皮神经、肩胛下神经、腋神经的关节支支配。雷芳志通过对肩胛上神经阻滞结合关节腔注射曲安奈德的治疗，达到局部消肿止痛的效果，利于病人行功能锻炼，以松解肩关节部位粘连，并且神经组织、关节腔注射曲安奈德，使肩关节区域血管扩张，改善血液循环，能有效地改善局部微循环并解除局部致痛物质，阻断"疼痛—血供受阻—疼痛"恶性循环；明显改善滑囊及滑液组织的炎症反应，防止纤维组织形成，减轻组织水肿缓解疼痛，从而增加关节活动度。何睿林等采用肩关节腔内注射玻璃酸钠，联合臂丛神经阻滞后手法松解用于顽固性粘连性肩周炎的治疗手段，发现臂丛神经阻滞结合肩关节腔内注射玻璃酸钠可以恢复肩关节活动，使肩部活动幅度明显改善。

5. 肩关节以外因素

颈椎病，心、肺、胆道疾病发生的肩部牵涉痛，因原发病长期不愈，使肩部肌持续性痉挛、缺血而形成炎性病灶，转变为真正的冻结肩。这是冻结肩的病因之一。由于心脏手术、胸外科手术、女性乳腺癌切除术，有时甚至肝胆外科手术也可以引起同侧肩关节的肩周炎。这主要是因为肩关节的活动减少，肩关节活动受限所引起的。肩关节是全身各关节中活动范围最大的关节。肩关节本身的解剖结构特点决定了关节的稳定性大部分靠关节周围的肌肉、肌腱和韧带的力量来维持。由于肌腱本身的血液供应较差，而且随着年龄的增长发生退行性改变，加之因为各种疾病所导致的肩关节制动，周围软组织血液供应受阻，影响其肌肉、韧带、肌腱的新陈代谢，故而易发生慢性劳损并逐渐形成冻结肩。本病确切病因尚不清楚，病理变化为一种多滑囊、多部位的病变，病变范围累及肩峰下或三角肌下滑囊、肩胛下肌下滑囊、肱二头肌长头腱鞘以及盂肱关节滑膜腔,同时可累及岗上肌、肩胛下肌及肱二头肌长头腱、喙肩韧带、喙肱韧带。早期滑膜水肿、充血,绒毛肥大伴有渗出,后期滑膜腔粘连闭锁,纤维素样物质沉积。

(二)疗法

目前,西医比较常用的疗法有物理治疗,如激光、高压氧、超短波、电脑中频等,神经阻滞是治疗冻结肩的常用方法,关节腔注射方面主要是采用玻璃酸钠注射液关节腔注射冻结肩患者,此外还结合康复类手法进行肩关节功能的恢复。

中医疗法种类繁多,针灸、推拿手法、中药是常用疗法。虽然临床治疗冻结肩的方法很多,如内服药、热敷、离子透入、拔罐、酒火疗法等,但是效果都不明显,而中医药特色治疗,尤其是推拿、针灸等,具有简便、价格低廉、毒副作用小等优点,尤其受到人们的欢迎。

传统的手法治疗冻结肩,由于疼痛重、病程长,患者不容易接受。冻结肩由于疼痛病程久,中老年发病率高,影响日常生活,治疗方法有保守疗法和手术治疗。保守治疗有运动疗法、药物疗法,中医治疗有针灸、按摩等疗法。手术治疗有关节镜下关节囊松解术、小针刀治疗、开放性手术治疗等。

冻结肩的治疗面困难很多,主要是因为受累关节多需要多次松解才能奏效,且松解后复发率高。冻结肩不仅是社会公共问题,而且已成为影响人们正常生活的社会问题,严重影响公众的健康,给家庭、社会带来沉重的经济负担。因此,对于冻结肩的治疗进行研究具有重要的医学价值和社会意义。

第三章 治疗举要

一、臂丛阻滞下行手法松解

取仰卧位,患肩常规消毒,由麻醉师进行臂丛神经阻滞。一般选择肌间沟麻醉,使患肩肌肉无痛但保持一定的肌张力。麻醉成功后,患肩置身体的一侧,先令患肢上举至180°,以松解三角肌及盂肱关节的粘连,然后恢复原体位;外展患肩至90°,以松解肩锁关节的粘连,恢复原体位;再内收患肩,使手部触及对侧肩峰,以松解肩胛胸壁关节的粘连,恢复原体位;最后令患者坐位,使患者作后背动作,使手部触及肩胛骨上缘,以松解肱二头肌腱和肩锁关节的粘连。这是一个连续、缓和的被动过程,动作应轻柔,切忌粗暴。此法反复进行3~4次,使肩部冻结的软组织充分松解。

二、推拿理筋疗法

(一)第一步:松解肌筋

1. 拿筋

患者俯卧位,患肩外展位,医生位于患者侧边,用双手或单手拿筋法,分别拿揉患者肩井、肩周及上臂内外侧。拿筋操作时,速度要均匀,移动要缓慢,力度要柔和舒适,患者无疼痛感。拿筋频率一般 120 次/min,拿筋时间共 3 min。

2. 滚筋

患者俯卧位,医生位于患侧边,用滚筋法分别在患者肩胛周围、肩后、肩外侧反复滚筋。滚筋操作时速度要适中,不宜过快或过慢;力度以患者舒适且无明显疼痛感为标准。滚筋频率一般 120 次/min,滚筋时间共 3 min。

3. 揉筋

患者俯卧位,医生位于患侧边,用叠掌揉筋法在患者肩胛周围、肩后反复揉筋 2 min,再用掌根揉筋法在患者肩周筋结点重揉 1 min。肩前筋伤可在仰卧位下用拇指揉筋操作。揉筋速度要均匀和缓,不宜过快或过慢。叠掌揉筋压力宜柔和,以揉动时患者不能有明显疼痛感为标准;掌根揉筋可稍重,以疼痛耐受为度。揉筋频率一般 100 次/min,揉筋时间共 3 min。

(二)第二步:理筋解结

1. 点筋结

患者俯卧位,医生位于患侧,先用拇指触诊法仔细查找患者肩周的筋结点,再用拇指端点压筋结点,力度由轻到重逐渐加压,先点后揉,点揉结合,压力以患者能忍受为标准。每个筋结点压(揉)1 min。肩前筋伤可仰卧位操作。

2. 拨筋结

患者俯卧位,医生位于患侧边,先用拇指触诊法仔细查找患者肩周围的筋结点,然后用拇指拨筋法,沿垂直于筋结点肌纤维走向,反复拨动筋结点,拨动力度以患者酸胀疼痛为标准。拨筋频率一般 80 次/min,每个筋结点拨动 1 min。肩前筋伤可在仰卧位下操作。

3. 搓臂抖筋

患者仰卧位,医师位于患侧边,先用双手夹搓患侧上肢,边搓边上下移动,搓动要快,移动要慢,搓筋力度要轻快,操作 0.5 min;再用双手握住患肢大小鱼际,做幅度由大到小、频率由慢到快的抖筋法,抖动速度要稍快,力度适中即可,操作半分钟。搓臂、抖筋时间共 1 min。

(三)第三步:展筋活结

1. 扳肩展筋

根据患者肩关节功能障碍的方向施以不同的扳肩展筋法。患者关节前屈、外展、内收、内外旋转功能障碍者,采取仰卧位。肩关节后伸和后旋功能障碍,采取俯卧位。前屈功能障碍时,患者仰卧,医生位于患侧边,一手按其肩部,一手握其腕部,在牵拉状态下缓缓抬举患肢,使其肩关节做最大限度的前屈运动。当到达最大活动度时,医生身体前移,使其肩关节前屈再增大 10°左右,放松,反复做 5 次。外展功能障碍时,患者仰卧,医生位于患侧边,一手扶住其肩部,一手握其腕部,在牵拉状态下缓缓外展患者上肢。当外展至到达最大活限度时,医生身体前移,使肩关节外展再增大 10°左右,放松,反复做 5 次。内收运动,到达最大活限度时,医生握其肘之手用力,使其再增大活动 10°左右,放松,反复做 5 次。内、外旋功能障碍时,患者仰卧,肩关节外展位,肘关节屈曲 90°。医生位于患侧边,一手扶住其肘部,另一手握其腕部,缓缓做肩关节内旋和外旋运动。当内、外旋至到达最大活限度时,医生握腕之手用力,使其再增大活动 10°左右,放松,反复做 5 次。肩关节后伸和后旋功能障碍时,患者俯卧,医生位于患侧边,一手扶住其肩后部,一手握其腕部,缓缓用力使其肩关节做最大限度的后伸后旋运动。当到达最大活动度时,医生握腕之手稍用力向后拉伸,使其再增大活动 10°左右,持续 5 s,放松,反复做 5 次。

注意事项:扳肩展筋过程要缓慢,逐渐达到肩关节功能障碍位。力度不宜过大,极限位时稍加力,使肩关节被动增加活动度 10°左右即可,不可用蛮力暴力,以免造成损伤。

2. 摇肩松筋

患者仰卧位,医生位于患侧边,一手握其肘部,另一手握其腕部,双手缓缓协调用力,使其肩关节做由小到大幅度的顺时针旋转运动。当达到最大活动度时,连续做 5 圈。逆时针方向同样也 5 圈。摇肩松筋的速度要均匀,不能忽快忽慢。摇动范围要逐渐增大,达到患者肩关节最大活动幅度。在整个治疗过程中,首次治疗,先行 1 次臂丛神经阻滞下手法松解,其后予推拿理筋手法治疗,每天 1 次,治疗 10 次为 1 个疗程。

三、肩关节臂丛松解图片

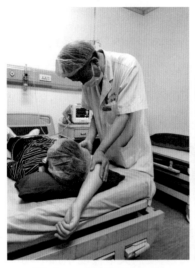

■ 图1 肩关节上举松解

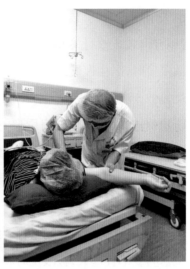

■ 图2 肩关节外展松解

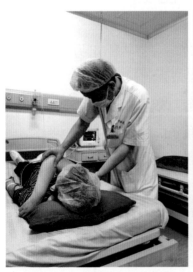

■ 图3 肩关节内收松解

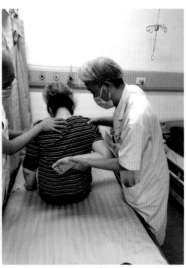

■ 图4 肩关节后背松解

四、肩关节松解治疗前后图片

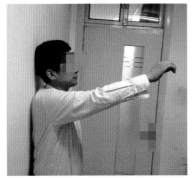

■ 图5　肩关节功能上举松解治疗前

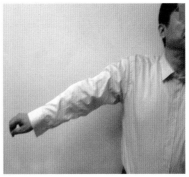

■ 图7　肩关节功能外展松解治疗前

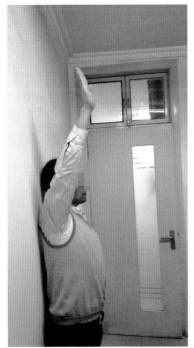

■ 图6　肩关节功能上举松解治疗后

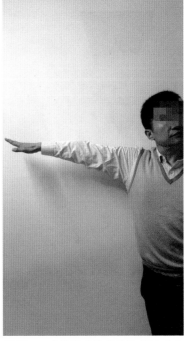

■ 图8　肩关节功能外展松解治疗后

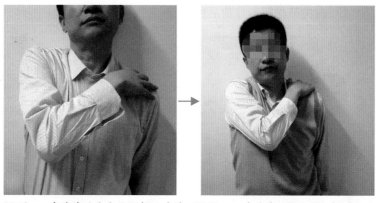

■ 图 9　肩关节功能内收松解治疗前　■ 图 10　肩关节功能内收松解治疗后

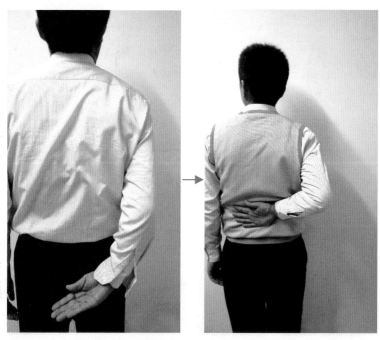

■ 图 11　肩关节功能后背松解治疗前　■ 图 12　肩关节功能后背松解治疗后

五、治疗技术突破

基于《黄帝内经》筋骨理论,指导运用臂丛阻滞下手法松解治疗冻结肩的臂丛阻滞不同于骨科手术的臂丛阻滞,要求患肩既没有疼痛感,又要保持一定的肌张力。良好的臂丛神经阻滞是关节粘连松解的前提条件。采用 1.33% 的利多卡因 20~30 ml 于肌间沟行臂丛阻滞。良好的臂丛神经阻滞的表现为,让患者握操作者的手时有一定的握力,检查患肩时无疼痛,较好地解决了粘连松解的问题。采用臂丛阻滞下手法松解能较好地松解肩关节粘连。在粘连松解时,按上举—外展—内收—后背进行操作。对于肩关节功能粘连严重的患者,根据中医"因势利导"的原则,先松解其粘连相对较轻的方面,然后松解其粘连较重的方面。在松解粘连时,当达到关节功能受限位时,停留持续片刻,缓慢加力松解,不要使用蛮力和暴力,动作要轻柔。

六、治疗技术的创新

本研究所采用的臂丛阻滞方法,不同于手术时的臂丛阻滞,其特色是患肩既无疼痛又要有一定的肌张力。采用该方法是对臂丛阻滞治疗作用的延伸和拓展。采用 1.33% 的利多卡因 20~30 ml 于肌间沟行臂丛阻滞,取得了较好的臂丛阻滞效果。臂丛阻滞下手法松解治疗冻结肩,在行关节粘连松解时,可听到粘连松解的声音。根据松解时的声音,可判断关节粘连的情况,如闻及撕撕的声音,其粘连多为软组织粘连;听到清脆的响声,多为组成肩关节的 4 个小关节的粘连。根据人体生物力学原理和肩关节杠杆理论,采用臂丛阻滞下手法用于肩关节粘连松解治疗以及松解术后运用理筋疗法治疗,克服了传统治疗方法中的疗程长、痛苦大、安全性差的缺点。

对传统肩周炎治疗原则进行补充和发展。传统肩周炎的治疗原则为,初期疼痛较敏感者,采用轻柔手法在局部治疗,以疏通经络,活血止痛,改善局部血液循环,加速渗出物的吸收,促进病变组织的修复。后期患者或感觉迟钝者,治疗以改善肩关节功能为主,可用较重手法,如扳法、摇法、拔伸等,并着重配合关节各功能位的被动运动,以松解粘连、滑利关节,促进关节功能的恢复。但冻结肩粘连重,传统治疗原则已不适用。根据《黄帝内经》"筋喜柔"原则,在整个冻结肩治疗过程中,强调手法的轻柔以及恢复肩关节功能的重要性。

第四章　病案举要

一、案例一

本案乃漏肩风病肩部功能锻炼不当而导致肩关节功能严重受限、夜痛为证候,治疗首次行1次臂丛阻滞下手法松解其肩部粘连,疏其粘连而利其筋,达骨正而缓其痛,继予手法治疗舒筋通络,解痉止痛,松解粘连,从而实现骨正筋柔、疼痛缓解、功能改善的目的。此乃根治漏肩风病之变通之法。

管某,女,53岁,小雪前因"右肩关节疼痛伴活动受限4月,加重半月",于2017年12月4日就诊。患者于4个月前无明显原因出现右肩部酸胀、疼痛,疼痛可耐受,右肩外展、内旋略受限,于10月18日至私人诊所行针灸治疗1次,效果不佳。期间每因天气阴冷及劳累疼痛诱发,自行功能锻炼或休息后稍缓解。半个月前,因肩部锻炼不当,出现右肩部持续性疼痛,并逐渐加重,昼轻夜重,夜不能寐,疼痛向后背部及右上肢放射,且每因牵拉或碰撞,疼痛剧烈,各方向活动明显受限,为求进一步治疗,遂于今日来我科就诊。

初诊(2017年12月4日):证见神志清楚,双目有神,面色不华,步入诊室;查其右肩关节局部无红肿,右肩关节周围广泛性压痛,尤以右三角肌、肩峰下、冈上肌、冈下肌压痛明显,右肩关节活动受限,右肩上举100°,外展30°,内旋30°,外旋10°,内收能触及对侧肩峰,后背不能触及同侧髂棘。诊其舌质淡,苔薄白,脉细弱。右肩关节X线报告为,骨质未见异常。心电图报告为,正常心电图,此乃肝肾亏虚,气血不足,筋失所养,血虚生痛。久之,则筋脉拘急而不用而为漏肩风病。肝主筋,肾主骨,肝肾亏虚,筋失所养,不荣则痛,故右肩疼痛。久痛入络,久之,则筋脉拘急而致肩关节活动受限。证属肝肾亏虚,气血不足兼络脉瘀阻。根据"急则治其标,缓则治其本",治予先行1次臂丛神经阻滞下手法松解其肩部粘连达骨正而缓其痛,继予推拿手法治疗以舒其筋,通络止痛之法。

处方如下。

1. 臂丛神经阻滞下手法松解治疗

患者取仰卧位于治疗床,由麻醉师进行臂丛神经阻滞,麻醉阻滞成功后,患肩置身体的一侧,先将患侧患肢上举至180°,以松解盂肱关节和肩峰下构造、三角肌、肩胛下肌的粘连,然后恢复患肢至中立位。外展患肩至90°,以松解胸大肌、岗上肌及喙锁间联结的粘连,患肢至中立位。再内收患肩使手部触摸到第七颈椎棘突以松解冈下肌、小圆肌和肩胛胸壁关节的粘连,恢复患肢至中立位。最后令患者坐位,一助手扶住患者,使患者作后背动作,使手部触及肩胛骨上缘,以松解肱二头肌腱和喙锁关节、肩锁关节的粘连。此法反复进行3~4次,使肩部粘连的软组织充分松解。此肩关节松解治疗仅行1次。

2. 推拿理筋疗法

（1）第一步：松解肌筋

①拿筋。患者俯卧位，患肩外展位，医生位于患者侧边，用双手或单手拿筋法，分别拿揉患者肩井、肩周及上臂内外侧。拿筋操作时速度要均匀，移动要缓慢，力度要柔和舒适，无疼痛感。拿筋频率一般120次/min，拿筋时间共3 min。

②滚筋。患者俯卧位，医生位于患侧边，用滚筋法分别在患者肩胛周围、肩后、肩外侧反复滚筋。滚筋操作时速度要适中，不宜过快或过慢，力度以舒适且无明显疼痛感为标准。滚筋频率一般120次/min，滚筋时间共3 min。

③揉筋。患者俯卧位，医生位于患侧边，用叠掌揉筋法在患者肩胛周围、肩后反复揉筋2 min，再用掌根揉筋法在患者肩周"筋结点"重揉1 min。肩前筋伤可在仰卧位下用拇指揉筋操作。揉筋速度要均匀和缓，不宜过快或过慢。叠掌揉筋压力宜柔和，以揉动时不能有明显疼痛感为标准。掌根揉筋可稍重，以疼痛耐受为度。揉筋频率一般100次/min，揉筋时间共3 min。

（2）第二步：理筋解结

①点筋结。患者俯卧位，医生位于患侧，先用拇指触诊法仔细查找患者肩周的"筋结点"，再用拇指端点压筋结点，力度由轻到重逐渐加压，先点后揉，点揉结合，压力以患者能忍受为标准。每个筋结点压（揉）1 min。肩前筋伤可在仰卧位下操作。

②拨筋结。患者俯卧位，医生位于患侧边，先用拇指触诊法仔细查找患者肩周围的"筋结点"，然后用拇指拨筋法，沿垂直于筋

结点肌纤维走向,反复拨动筋结点,拨动力度以酸胀疼痛为标准。拨筋频率一般 80 次/min,每个筋结点拨动 1 min。肩前筋伤可在仰卧位下操作。

③搓臂抖筋。患者仰卧位,医师位于患侧边,先用双手夹搓患侧上肢,边搓边上下移动,搓动要快,移动要慢,搓筋力度要轻快,操作 0.5 min。再用两手握住患肢大小鱼际,做幅度由大到小,频率由慢到快的抖筋法,抖动速度要稍快,力度适中即可,操作 0.5 min。搓臂抖筋时间共 1 min。

(3)第三步:展筋活结

①扳肩展筋。根据患者肩关节功能障碍的方向施以不同的扳肩展筋法。患者关节前屈、外展、内收、内外旋转功能障碍者,采取仰卧位。肩关节后伸和后旋功能障碍,采取俯卧位。前屈功能障碍时,患者仰卧,医生位于患侧边,一手按其肩部,一手握其腕部,在牵拉状态下缓缓抬举患肢,使其肩关节做最大限度的前屈运动。当到达最大活动度时,医生身体前移,使其肩关节前屈再增大 10°左右,放松,反复做 5 次。外展功能障碍时,患者仰卧,医生位于患侧边,一手扶住其肩部,一手握其腕部,在牵拉状态下缓缓外展患者上肢,当外展至到达最大活限度时,医生身体前移,使肩关节外展再增大 10°左右,放松,反复做 5 次。内收运动,到达最大活限度时,医生握其肘之手用力,使其再增大活动 10°左右,放松,反复做 5 次。内、外旋功能障碍时,患者仰卧,肩关节外展位,肘关节屈曲 90°。医生位于患侧边,一手扶住其肘部,另一手握其腕部,缓缓做肩关节内旋和外旋运动,当内、外旋至到达最大活限

度时,医生握腕之手用力,使其再增大活动 10°左右,放松,反复做 5 次。 肩关节后伸和后旋功能障碍时,患者俯卧,医生位于患侧边,一手扶住其肩后部,一手握其腕部,缓缓用力使其肩关节做最大限度的后伸后旋运动,当到达最大活动度时,医生握腕之手稍用力向后拉伸,使其再增大活动 10°左右,持续 5 s,放松,反复做 5 次。 注意事项:扳肩展筋过程要缓慢,逐渐达到肩关节功能障碍位。力度不宜过大,极限位时稍加力,使肩关节被动增加活动度 10°左右即可,不可用蛮力、暴力,以免造成损伤。

②拔伸顺筋。患者仰卧位,医者位于患侧边,一手固定其肩部,另一手从身后绕过握其腕部,医生身体主动旋转,带动握腕之手缓缓拔伸其肩关节,当拔伸至最大程度时,持续 5 s,放松,反复做 5 次。身体旋转带动拔伸的力度很大,要缓缓加力,以患者耐受为度,拔伸速度要缓慢进行。

③摇肩松筋。患者仰卧位,医生位于患侧边,一手握其肘部,另一手握其腕部,两手缓缓协调用力使其肩关节做由小到大幅度的顺时针旋转运动,当达到最大活动度时,连续做 5 圈。逆时针方向同样也 5 圈。摇肩松筋的速度要均匀,不能忽快忽慢。摇动范围要逐渐增大,达到患者肩关节最大活动幅度。在整个治疗过程中,首次治疗先行 1 次臂丛神经阻滞下手法松解,其后予推拿理筋手法治疗。每天 1 次,治疗 10 次为 1 个疗程。

嘱其行臂丛阻滞下手法松解后,肩部不宜热敷,不宜洗浴,禁肩部活动。

二诊(2017 年 12 月 14 日):经臂丛阻滞下手法松解及推拿手

法治疗,肩部疼痛减轻,夜间疼痛大减,动则肩部酸困不适,肩关节活动稍有改善。查:右肩上举105°,外展60°,内旋50°,外旋30°,内收能触及对侧肩峰,后背能触及同侧髂棘。此乃肩部粘连已松解,骨正筋柔,但仍以筋失气血濡养为主,故手法治疗以重点点按肝俞、肾俞、膻中、膈俞为主,以加强补益肝肾之功。注意肩部保暖。

三诊(2017年12月24日):经推拿手法治疗,肩部疼痛减轻,夜间疼痛消失,动则肩部酸困不适,肩关节活动改善。查:右肩上举130°,外展70°,内旋50°,外旋35°,内收能触及对侧肩峰,后背能触及L4棘突。此乃肩部粘连已完全松解,骨正筋柔之象,效不更方,继续原法治疗,同时嘱患者配合肩部功能锻炼,患者经治8周后而痊愈。

按:漏肩风病又称肩周炎、冻结肩、疼痛性肩关节挛缩证,乃以肩部疼痛和功能受限为主症。传统治疗方法疗程长、痛苦大,患者不宜接受。本案患者五旬余,肝肾亏虚,气血不足,筋失所养,血虚生痛。久之,则筋脉拘急不用而为漏肩风病。《黄帝内经》认为人体筋主要具有以下三种功能,即"利机关""束骨骼"和"护周身"。《素问·痿论》言"宗筋主束骨而利机关也",即筋主司人体关节的运动。筋多附于骨和关节处,连于关节,能屈能伸,故诸筋者,皆属于节,即筋具有约束骨骼的功能。《灵枢·经脉》曰"骨为干,脉为营,筋为刚,肉为墙",即筋满布于躯体和四肢各部,对人体重要的脏器组织能起到一定的保护作用。筋喜温而恶寒,喜柔而恶刚,采用先行1次臂丛神经阻滞下手法松解其肩部粘连,予肩关节上举、内收、外展、后背松解,疏其粘连而利其筋,达骨正而缓其痛,继予手法治疗舒筋通络,解痉止痛,松解粘连,从而达到骨正筋柔,疼痛缓解,功能改善的作用。此乃根治漏肩风病之变通之法。

二、案例二

本案乃漏肩风病以肩关节功能严重受限、夜痛甚为证候,治疗首次行 1 次臂丛阻滞下手法松解其肩部粘连,疏其粘连而利其筋,达骨正而缓其痛,继予手法治疗舒筋通络,解痉止痛,松解粘连,从而达到骨正筋柔,疼痛缓解,功能改善的作用。此乃根治漏肩风病之变通之法也。

高某某,女,64 岁,白露前,因"左肩部疼痛伴活动受限 6 月",于 2018 年 9 月 7 日就诊。患者于 6 月前无明显诱因出现左侧肩部疼痛,伴同侧上臂外侧痛,遂自行服用止痛药(具体不详)治疗后疼痛缓解。1 月前患者因活动不慎,致左侧肩部疼痛,伴活动受限,自行服药(具体不详)后,肩部疼痛缓解,现左侧肩部疼痛,活动受限,夜间痛甚,痛处固定不移,无上肢放射疼痛及麻木,纳可,眠差,二便调。为求进一步治疗,遂就诊于我院推拿科门诊,否认糖尿病,冠心病,高血压病史,否认乙肝,结核传染病史,否认外伤输血史。

初诊(2018 年 9 月 7 日):证见神志清楚,双目有神,面色不华,步入诊室。查其左肩部无红肿,无畸形,冈上肌、冈下肌、肌间沟及三角肌等处压痛明显,肩关节活动受限,上举 140°,外展 80°,内旋 30°,外旋 20°,内收可触及对侧耳部,后背不能触及同侧髂后上棘,肱二头肌腱、肱三头肌腱反射正常。诊其舌质淡暗,苔薄白,脉沉细。左肩关节 X 线报告为,左侧肩关节符合肩周炎改变。心电图报告为,窦性心律;心电轴正常,临界心电图;轻度ST改变(V4-V6)。此乃肝肾亏虚,气血不足,筋失所养,血虚生痛。久之,则筋脉拘急而不用而为漏肩风病。肝主筋,肾主骨,肝肾亏虚,筋失所养,不荣则痛,故左肩疼痛;久痛入络,久之,则筋脉拘急而致肩关节活动受限;证属肝肾亏虚,气血不足兼络脉瘀阻;根据"急则治其标,缓则治其本",治予先行1次臂丛神经阻滞下手法松解其肩部粘连达骨正而缓其痛,继予推拿手法治疗以舒其筋,通络止痛之法。

处方如下。

1. 臂丛神经阻滞下手法松解治疗

患者取仰卧位于治疗床,由麻醉师进行臂丛神经阻滞,麻醉阻滞成功后,患肩置身体的一侧,先将患侧患肢上举至180°,以松解盂肱关节和肩峰下构造、三角肌、肩胛下肌的粘连,然后恢复患肢至中立位。外展患肩至90°,以松解胸大肌、岗上肌及喙锁间联结的粘连,患肢至中立位。再内收患肩使手部触摸到第七颈椎棘突以松解冈下肌、小圆肌和肩胛胸壁关节的粘连,恢复患肢至中立位。最后令患者坐位,助手扶住患者,使患者作后背动作,使手部触及肩胛骨上缘,以松解肱二头肌腱和喙锁关节、肩锁关节的粘连。此法反复进行3~4次,使肩部粘连的软组织充分松解。此肩关节松解治疗仅行1次。

2. 推拿理筋疗法

(1)第一步:松解肌筋

①拿筋。患者俯卧位,患肩外展位,医生位于患者侧边,用双

手或单手拿筋法,分别拿揉患者肩井、肩周及上臂内外侧。拿筋操作时速度要均匀,移动要缓慢,力度要柔和舒适,无疼痛感。拿筋频率一般 120 次/min,拿筋时间共 3 min。

②滚筋。患者俯卧位,医生位于患侧边,用滚筋法分别在患者肩胛周围、肩后、肩外侧反复滚筋。滚筋操作时速度要适中,不宜过快或过慢,力度以舒适且无明显疼痛感为标准。滚筋频率一般在 120 次/min,滚筋时间共 3 min。

③揉筋。患者俯卧位,医生位于患侧边,用叠掌揉筋法在患者肩胛周围、肩后反复揉筋 2 min,再用掌根揉筋法在患者肩周"筋结点"重揉 1 min。肩前筋伤可在仰卧位下用拇指揉筋操作。揉筋速度要均匀和缓,不宜过快或过慢。叠掌揉筋压力宜柔和,以揉动时不能有明显疼痛感为标准。掌根揉筋可稍重,以疼痛耐受为度。揉筋频率一般 100 次/min,揉筋时间共 3 min。

(2)第二步:理筋解结

①点筋结。患者俯卧位,医生位于患侧,先用拇指触诊法仔细查找患者肩周的"筋结点",再用拇指端点压筋结点,力度由轻到重逐渐加压,先点后揉,点揉结合,压力以患者能忍受为标准。每个筋结点压(揉)1 min。肩前筋伤可在仰卧位下操作。

②拨筋结。患者俯卧位,医生位于患侧边,先用拇指触诊法仔细查找患者肩周围的"筋结点",然后用拇指拨筋法,沿垂直于筋结点肌纤维走向,反复拨动筋结点,拨动力度以酸胀疼痛为标准。拨筋频率一般 80 次/min,每个筋结点拨动 1 min。肩前筋伤可在仰卧位下操作。

③搓臂抖筋。患者仰卧位,医师位于患侧边,先用双手夹搓患侧上肢,边搓边上下移动,搓动要快,移动要慢,搓筋力度要轻快,操作 0.5 min。再用两手握住患肢大小鱼际,做幅度由大到小,频率由慢到快的抖筋法,抖动速度要稍快,力度适中即可,操作 0.5 min。搓臂抖筋时间共 1 min。

(3)第三步:展筋活结

①扳肩展筋。根据患者肩关节功能障碍的方向施以不同的扳肩展筋法。患者关节前屈、外展、内收、内外旋转功能障碍者,采取仰卧位。肩关节后伸和后旋功能障碍,采取俯卧位。前屈功能障碍时,患者仰卧,医生位于患侧边,一手按其肩部,一手握其腕部,在牵拉状态下缓缓抬举患肢, 使其肩关节做最大限度的前屈运动。当到达最大活动度时, 医生身体前移, 使其肩关节前屈再增大 10°左右,放松,反复做 5 次。外展功能障碍时,患者仰卧,医生位于患侧边,一手扶住其肩部,一手握其腕部,在牵拉状态下缓缓外展患者上肢,当外展至到达最大活限度时,医生身体前移,使肩关节外展再增大 10°左右,放松,反复做 5 次。内收运动,到达最大活限度时, 医生握其肘之手用力, 使其再增大活动 10°左右,放松,反复做 5 次。内、外旋功能障碍时,患者仰卧,肩关节外展位,肘关节屈曲 90°。医生位于患侧边,一手扶住其肘部,另一手握其腕部,缓缓做肩关节内旋和外旋运动,当内、外旋至到达最大活限度时,医生握腕之手用力,使其再增大活动 10°左右,放松,反复做 5 次。肩关节后伸和后旋功能障碍时,患者俯卧,医生位于患侧边,一手扶住其肩后部,一手握其腕部,缓缓用力使其肩关节做最

大限度的后伸后旋运动,当到达最大活动度时,医生握腕之手稍用力向后拉伸,使其再增大活动10°左右,持续5 s,放松,反复做5次。注意事项:扳肩展筋过程要缓慢,逐渐达到肩关节功能障碍位。力度不宜过大,极限位时稍加力,使肩关节被动增加活动度10°左右即可,不可用蛮力暴力,以免造成损伤。

②拔伸顺筋。患者仰卧位,医者位于患侧边,一手固定其肩部,另一手从身后绕过握其腕部,医生身体主动旋转,带动握腕之手缓缓拔伸其肩关节,当拔伸至最大程度时,持续5 s,放松,反复做5次。身体旋转带动拔伸的力度很大,要缓缓加力,以患者耐受为度,拔伸速度要缓慢。

③摇肩松筋。患者仰卧位,医生位于患侧边,一手握其肘部,另一手握其腕部,两手缓缓协调用力使其肩关节做由小到大幅度的顺时针旋转运动,当达到最大活动度时,连续做5圈。逆时针方向同样也5圈。摇肩松筋的速度要均匀,不能忽快忽慢。摇动范围要逐渐增大,达到患者肩关节最大活动幅度。在整个治疗过程中,首次治疗先行1次臂丛神经阻滞下手法松解,其后予推拿理筋手法治疗。每天1次,治疗10次为1个疗程。

嘱其行臂丛阻滞下手法松解后,肩部不宜热敷,不宜洗浴,禁肩部活动。

二诊(2018年9月17日):经臂丛阻滞下手法松解及推拿手法治疗,肩部疼痛减轻,夜间疼痛大减,动则肩部酸困不适,肩关节活动稍有改善。舌质淡暗,苔薄白,脉沉细。查:左肩上举145°,外展80°,内旋50°,外旋30°,内收能触及对侧肩峰,后背能触及同侧髂棘。此乃肩部粘连已松解,骨正筋柔,但仍以筋失气血濡养为主,故手法治疗以重点点按肝俞、肾俞、膻中、膈俞为主,以加强补益肝肾之功。注意肩部保暖。

三诊(2018年9月27日):经推拿手法治疗,肩部疼痛减轻,夜间疼痛消失,动则肩部酸困不适,肩关节活动改善。舌质淡暗,苔薄白,脉细。查:左肩上举150°,外展90°,内旋50°,外旋35°,内收能触及对侧肩峰,后背能触及L4棘突。此乃肩部粘连已完全松解,骨正筋柔之象,效不更方,继续原法治疗,同时嘱患者配合肩部功能锻炼,患者经治8周后而痊愈。

按:漏肩风病又称肩周炎、冻结肩、疼痛性肩关节挛缩证,乃以肩部疼痛和功能受限为主症。本案患者拉伤肩部,外伤筋骨,筋脉受损,瘀血内阻,脉络不通,不痛则痛,久痛入络,久之,则筋脉拘急而致肩关节活动受限用为漏肩风病。证属瘀血内阻,脉络不通。治予先行1次臂丛神经阻滞下手法松解其肩部粘连达骨正而缓其痛,继予推拿手法治疗以舒其筋,通络止痛之法。采用先行1次臂丛神经阻滞下手法松解其肩部粘连,予肩关节上举、内收、外展、后背松解,疏其粘连而利其筋,达骨正而缓其痛。继予手法治疗活血通络,解痉止痛,松解粘连,用滚法、拿捏法施术于患肩,以缓解肌肉痉挛。继之点按、弹拨膈俞、血海、肩井、秉风、天宗、肩内陵、肩贞、肩髎各穴,以活血通络,解痉止痛,剥离粘连。后以肩关节的摇法、内收,外展,后伸松解粘连,滑利关节。最后以搓法、抖法达舒筋活血。最终达骨正筋柔,气血以流而疼痛缓解,从而达到骨正筋柔,疼痛缓解,功能改善的作用。此乃根治漏肩风病之变通之法。

三、案例三

本案漏肩风病以左肩关节功能严重受限、夜痛甚为证候,乃肝肾亏虚,气血不足,筋脉失养拘挛所致。治疗首次行1次臂丛阻滞下手法松解其肩部粘连,疏其粘连而利其筋,达骨正而缓其痛,继予手法治疗舒筋通络,解痉止痛,松解粘连,从而达到骨正筋柔,疼痛缓解,功能改善的作用。此乃根治漏肩风病之变通之法也。

殷某某,女,52岁,立春后,因"左肩疼痛伴活动受限2月,加重1周",于2018年3月9日就诊。患者于2月前因劳累后出现左肩关节疼痛,酸胀不适,偶可放射至左上肢,伴左肩关节活动受限,当时患者未予治疗。此后,上述症状每于活动及受凉后加重。患者于2018年2月就诊于贺兰县中医院,诊断为"肩周炎",行推拿手法、针灸、拔罐等治疗后疼痛稍有缓解。1周前,患者因劳累后症状加重,自行热敷无效,左肩关节疼痛,活动受限,喜揉喜按,无恶寒发热,食少纳差,夜寐可,二便调,为求进一步治疗,遂于今日来我科就诊。

初诊(2018年3月9日):证见神志清楚,双目有神,面色不华,形体适中,步入诊室;查其左肩关节局部无红肿,左肩关节周围广泛性压痛,尤以三角肌、肩峰下、冈上肌、冈下肌压痛明显,左肩关节活动受限,左肩上举100°,外展50°,内旋30°,外旋10°,内收能触及对侧肩峰,后背不能触及同侧髂棘。诊其舌质淡,苔薄白,脉细弱。左肩关节 X 线报告为,左侧肩关节符合肩周炎改变。心电图报告为,正常心电图.此乃肝肾亏虚,气血不足,筋失所养,血虚生痛。久之,则筋脉拘急而不用而为漏肩风病。肝主筋,肾主骨,肝肾亏虚,筋失所养,不荣则痛,故右肩疼痛;久痛入络,久之,则筋脉拘急而致肩关节活动受限;证属肝肾亏虚,气血不足兼络脉瘀阻;根据"急则治其标,缓则治其本",治予先行 1 次臂丛神经阻滞下手法松解其肩部粘连达骨正而缓其痛,继予推拿手法治疗以舒其筋,通络止痛之法。

处方如下。

1. 臂丛神经阻滞下手法松解治疗

患者取仰卧位于治疗床,由麻醉师进行臂丛神经阻滞,麻醉阻滞成功后,患肩置身体的一侧,先将患侧患肢上举至 180°,以松解盂肱关节和肩峰下构造、三角肌、肩胛下肌的粘连,然后恢复患肢至中立位。外展患肩至 90°,以松解胸大肌、岗上肌及喙锁间联结的粘连,患肢至中立位。再内收患肩使手部触摸到第七颈椎棘突以松解冈下肌、小圆肌和肩胛胸壁关节的粘连,恢复患肢至中立位。最后令患者坐位,一助手扶住患者,使患者作后背动作,使手部触及肩胛骨上缘,以松解肱二头肌腱和喙锁关节、肩锁关节的粘连。此法反复进行 3~4 次,使肩部粘连的软组织充分松解。此肩关节松解治疗仅行 1 次。

2. 推拿理筋疗法

(1)第一步:松解肌筋

①拿筋。患者俯卧位,患肩外展位,医生位于患者侧边,用双

手或单手拿筋法,分别拿揉患者肩井、肩周及上臂内外侧。拿筋操作时速度要均匀,移动要缓慢,力度要柔和舒适,无疼痛感。拿筋频率一般 120 次/min,拿筋时间共 3 min。

②滚筋。患者俯卧位,医生位于患侧边,用滚筋法分别在患者肩胛周围、肩后、肩外侧反复滚筋。滚筋操作时速度要适中,不宜过快或过慢,力度以舒适且无明显疼痛感为标准。滚筋频率一般 120 次/min,滚筋时间共 3 min。

③揉筋。患者俯卧位,医生位于患侧边,用叠掌揉筋法在患者肩胛周围、肩后反复揉筋 2 min,再用掌根揉筋法在患者肩周"筋结点"重揉 1 min。肩前筋伤可在仰卧位下用拇指揉筋操作。揉筋速度要均匀和缓,不宜过快或过慢。叠掌揉筋压力宜柔和,以揉动时不能有明显疼痛感为标准。掌根揉筋可稍重,以疼痛耐受为度。揉筋频率一般 100 次/min,揉筋时间共 3 min。

(1)第二步:理筋解结

①点筋结。患者俯卧位,医生位于患侧,先用拇指触诊法仔细查找患者肩周的"筋结点",再用拇指端点压筋结点,力度由轻到重逐渐加压,先点后揉,点揉结合,压力以患者能忍受为标准。每个筋结点压(揉)1 min。肩前筋伤可在仰卧位下操作。

②拨筋结。患者俯卧位,医生位于患侧边,先用拇指触诊法仔细查找患者肩周围的"筋结点",然后用拇指拨筋法,沿垂直于筋结点肌纤维走向,反复拨动"筋结点",拨动力度以酸胀疼痛为标准。拨筋频率一般 80 次/min,每个筋结点拨动 1 min。肩前筋伤可在仰卧位下操作。

③搓臂抖筋。患者仰卧位,医师位于患侧边,先用双手夹搓患侧上肢,边搓边上下移动,搓动要快,移动要慢,搓筋力度要轻快,操作 0.5 min。再用两手握住患肢大小鱼际,做幅度由大到小,频率由慢到快的抖筋法,抖动速度要稍快,力度适中即可,操作 0.5 min。搓臂抖筋时间共 1 min。

(3)第三步:展筋活结

①扳肩展筋。根据患者肩关节功能障碍的方向施以不同的扳肩展筋法。患者关节前屈、外展、内收、内外旋转功能障碍者,采取仰卧位。肩关节后伸和后旋功能障碍,采取俯卧位。前屈功能障碍时,患者仰卧,医生位于患侧边,一手按其肩部,一手握其腕部,在牵拉状态下缓缓抬举患肢, 使其肩关节做最大限度的前屈运动。当到达最大活动度时, 医生身体前移, 使其肩关节前屈再增大10°左右,放松,反复做 5 次。外展功能障碍时,患者仰卧,医生位于患侧边,一手扶住其肩部,一手握其腕部,在牵拉状态下缓缓外展患者上肢,当外展至到达最大活限度时,医生身体前移,使肩关节外展再增大 10°左右,放松,反复做 5 次。内收运动,到达最大活限度时, 医生握其肘之手用力, 使其再增大活动 10°左右,放松,反复做 5 次。内、外旋功能障碍时,患者仰卧,肩关节外展位,肘关节屈曲 90°。医生位于患侧边,一手扶住其肘部,另一手握其腕部,缓缓做肩关节内旋和外旋运动,当内、外旋至到达最大活限度时,医生握腕之手用力,使其再增大活动 10°左右,放松,反复做 5 次。 肩关节后伸和后旋功能障碍时,患者俯卧,医生位于患侧边,一手扶住其肩后部,一手握其腕部,缓缓用力使其肩关节做

最大限度的后伸后旋运动,当到达最大活动度时,医生握腕之手稍用力向后拉伸,使其再增大活动 10°左右,持续 5 s,放松,反复做 5 次。注意事项:扳肩展筋过程要缓慢,逐渐达到肩关节功能障碍位。力度不宜过大,极限位时稍加力,使肩关节被动增加活动度 10°左右即可,不可用蛮力暴力,以免造成损伤。

②拔伸顺筋。患者仰卧位,医者位于患侧边,一手固定其肩部,另一手从身后绕过握其腕部,医生身体主动旋转,带动握腕之手缓缓拔伸其肩关节,当拔伸至最大程度时,持续 5 s,放松,反复做 5 次。身体旋转带动拔伸的力度很大,要缓缓加力,以患者耐受为度,拔伸速度要缓慢进行。

③摇肩松筋。患者仰卧位,医生位于患侧边,一手握其肘部,另一手握其腕部,两手缓缓协调用力使其肩关节做由小到大幅度的顺时针旋转运动,当达到最大活动度时,连续做 5 圈。逆时针方向同样也 5 圈。摇肩松筋的速度要均匀,不能忽快忽慢。摇动范围要逐渐增大,达到患者肩关节最大活动幅度。在整个治疗过程中,首次治疗先行 1 次臂丛神经阻滞下手法松解,其后予推拿理筋手法治疗。每天 1 次,治疗 10 次为 1 个疗程。

嘱其行臂丛阻滞下手法松解后,肩部不宜热敷,不宜洗浴,禁肩部活动。

二诊(2018 年 3 月 15 日):经臂丛阻滞下手法松解及推拿手法治疗,肩部疼痛减轻,夜间疼痛大减,动则肩部酸困不适,肩关节活动稍有改善。舌质淡,苔薄,脉细。查:左肩上举 120°,外展 60°,内旋 50°,外旋 30°,内收能触及对侧肩峰,后背能触及同侧髂棘。此乃肩部粘连已松解，骨正筋柔，但仍以筋失气血濡养为主，故手法治疗以重点点按肝俞、肾俞、膻中、膈俞为主，以加强补益肝肾之功。注意肩部保暖。

三诊（2018年3月25日）：经推拿手法治疗，肩部疼痛减轻，夜间疼痛消失，动则肩部酸困不适，肩关节活动改善。舌质淡红，苔薄，脉细。查：左肩上举150°，外展70°，内旋50°，外旋35°，内收能触及对侧肩峰，后背能触及L4棘突。此乃肩部粘连已完全松解，骨正筋柔之象，效不更方，继续原法治疗，同时嘱患者配合肩部功能锻炼，患者经治8周后而痊愈。

按：漏肩风病又称肩周炎、冻结肩、疼痛性肩关节挛缩证，乃以肩部疼痛和功能受限为主症。传统治疗方法疗程长，痛苦大，患者不宜接受。本案患者五旬余，肝肾亏虚，气血不足，筋失所养，血虚生痛。久之，则筋脉拘急不用而为漏肩风病。《黄帝内经》认为人体筋主要具有以下三种功能，即"利机关""束骨骼"和"护周身"。《素问·痿论》言"宗筋主束骨而利机关也"，即筋主司人体关节的运动。筋多附于骨和关节处，连于关节，能屈能伸，故诸筋者，皆属于节，即筋具有约束骨骼的功能。《灵枢·经脉》言"骨为干，脉为营，筋为刚，肉为墙"，即筋满布于躯体和四肢各部，对人体重要的脏器组织能起到一定的保护作用。筋喜温而恶寒，喜柔而恶刚，采用先行1次臂丛神经阻滞下手法松解其肩部粘连，予肩关节上举、内收、外展、后背松解，疏其粘连而利其筋，达骨正而缓其痛，继予手法治疗舒筋通络，解痉止痛，松解粘连，从而达到骨正筋柔，疼痛缓解，功能改善的作用。此乃根治漏肩风病之变通之法。

名师篇

第一章　韦贵康教授学术思想及临床经验

第一节　医家介绍

韦贵康,男,1938 年 10 月出生,主任医师,广西中医药大学终身教授、博士生导师。任中华中医药学会骨伤科专业委员会副主任委员、全国高等中医药院校骨伤科研究会副理事长、世界手法医学联合会主席、世界中医骨伤科联合会资深主席、世界中医药学会联合会骨伤专业委员会副会长、国家中医药管理局中医药科技进步奖终评委员会委员、国家自然科学基金科研项目评审专家等职。享受国务院特殊津贴,荣获全国"五一"劳动奖章,被评为全国优秀教育工作者、全国老中医药专家学术经验继承工作指导老师、全国骨伤名师、八桂名师、桂派中医大师、全国先进名医工作站韦贵康名医工作室首席专家。2017 年荣获"国医大师"称号。

发表医学论文 105 篇,获国家专利 3 项,省部级科技成果奖 6 项。主编著作 16 部,有《中国手法诊治大全》《实用中医骨伤科学》《实用骨关节与软组织伤病学》《脊柱相关疾病学》《中医骨伤科治疗手法图解》《脊柱与四肢软组织损伤治疗手法彩色图谱》《脊柱相关疾病与手法治疗》《脊柱整治三联手法》《脊柱相关疾病》《中医骨伤科系列丛书》《世界手法医学与传统疗法系列丛书》《姿势决定健康》《养骨能救命》等;副主编著作 12 部。作为主(总)导师,培养硕士研究生 105 人、博士研究生 8 人、博士后 2 人。

第二节　学术思想

一、脊督一体论

韦贵康教授从事中医骨伤科临床、教学、科研工作 40 多年,勤奋严谨、医德高尚、医术精湛、学术高超。30 多年来,重点开展脊柱损伤性疾病、脊柱相关疾病与整治手法的研究,以手法治疗而著称,闻名国内外。他的脊督一体论思想,贯穿整个诊疗过程。

督脉"起于小腹,出于会阴,沿脊柱内上行,经项入脑达顶,再沿额下行,止于上齿龈,入于脑"(《难经·二十八难》)。《素问·气府论篇》在论述"脊椎法"时,还指出:"督脉气所发者二十八穴:项中央二,发际后中八,面中三,大椎以下至尻尾及旁十五穴。"明确指出脊柱旁开的十五穴是"督脉气所发",因此,《黄帝内经》以后,历代文献论述督脉穴位及足太阳膀胱经在脊柱旁的穴位主病,为督脉所发的疾病。同时,还指出督脉与脑、头面、五官、咽喉、胸、肺、心、肝、脾、肾、胃肠及生殖器官的联系,这些部位病变都与督脉、脊椎有关。如《素问·刺热篇》论述热病:"三椎下间主胸中热,四椎下间主鬲中热,五椎下间主肝热,六椎下间主脾热,七椎下间主肾热……厥,挟脊而痛者,至顶,头沉沉然,目𥉂然,腰脊强,取足太阳腘中血络。"《灵枢·杂病第二十六》《灵枢·经脉》曰:"督脉之别,名曰长强,侠膂上项,散头上,下当肩胛左右,别走太阳,入贯膂。"又云:"膀胱经太阳之脉……挟脊抵腰中……"考"膂",乃脊柱两旁的肌肉,"挟膂""挟脊"实均指脊柱两旁。《灵枢·背俞》云:"五脏之俞皆本于太阳而应于督脉。"韦贵康教授认为脊柱是督脉的通道,总督一身之阳经,人体中"背为阳中之阳""督为阳脉之海",督脉旁通足太阳,并与足太阳经多处重叠,经气交通,共主一身之阳。

脊柱的特殊解剖结构与脊柱及其相关疾病的发生有密切关系。脊柱是人体的中轴,四肢与头颅均直接或间接地附着在脊柱上,任何部位的负重、受冲击或压迫,其外力均可传达到脊柱。同时脊柱也是全身的主要平衡机构,身体任何部分的动作,都需通过它的适当调整才能平衡地进行。因此人体各部分的活动均发生在脊柱的周围,这就构成了脊柱易发生损伤的主要原因。现代医学研究是从脊神经及交感神经与内脏器官的关系来认识脊柱相关性疾病的。督脉的循行类似脊髓与脊神经的走向,足太阳经行走于脊柱 1.5 寸旁线,类似交感神经在脊柱旁的位置;其 3 寸的旁线,几乎与脊神经后支的皮神经通路相一致。由此,韦贵康教授认为督脉、足太阳经(背部)穴位与相关脏腑器官疾病的发生有密切的相关性。督脉对调节脏腑功能有极其重要的作用。

韦贵康教授指出,脊督是一个整体,构成脊柱的各个组成部分之间和脊柱与内脏功能之间在结构上是联系的,在功能上协调的,在病理上是相互影响的。脊柱及其所联系的各个组织器官之间,都有各自不同的功能,而这些不同的功能,又都是整体活动的一个组成部分。这种相互联系,是以脊柱为中心,通过神经、血管、经络等联络作用而实现的。它体现在脊柱与四肢,脊柱与脏腑、经络、气血、组织之间的生理与病理的各个方面。在病理上,脊柱与脏腑等存在着有机的联系。在发生病变时,脊柱的功能失常,可以通过神经体液因素反应于脏腑、肢体,肢体、脏腑的病变也可通过脊柱而表现出来。

(一)脊柱解剖生理整体观

韦贵康教授认为脊柱是人体的支柱,脊柱及其周围软组织是一个人体的平衡系统,其中椎体间的关节、椎间盘、韧带之间的稳定性产生内平衡,附着在脊柱周围肌肉的稳定性产生外平衡。如腰椎,椎体间的两个关节突关节与椎间盘连接构成椎体三点一面关系,其周围有韧带维持,保持椎体间内在平衡脊柱前屈后伸,左右侧屈能保持一定姿态, 是脊柱周围肌肉外平衡维持的结果,内外平衡在静态或动态情况下都保持平衡。此外,两个脊椎之间的结构及附属组织,构成单个功能单位,协调局部与整体关系。如腰椎内外平衡整体或部分被损坏,都会引起腰腿痛,若在临床中忽视这种内外平衡与腰腿痛的关系,缺乏相应的治疗,也会影响疗效。胸椎,因还有肋椎关节,每侧两个,构成了七点平衡。颈椎,因还有钩椎关节,每侧一个,构成五点平衡。这些连接点,加上韧带相连,构我了脊柱内平衡。脊柱后、前、左、右侧的肌肉构成脊柱外平衡。脊柱内、外平衡协调,保证了脊柱的整体功能。

同时,脊柱是人体的中轴,四肢与头颅都间接或直接附着在脊柱上,四肢、头颅及躯干的负重、冲击,其作用力均通过脊柱传达。纵观脊柱侧面有四个生理弯曲:颈曲、胸曲、腰曲和骶曲,四个生理弯曲的存在,保证了脊柱的正常生理功能,对重心的维持和吸收震荡起重要的作用。此外,身体任何部位的动作协调,都需要依靠脊柱的调整平衡的完成。

脊柱每一个运动单元包括相邻两个椎体、椎间盘、关节囊包裹的小关节和相连的韧带。尽管附着在脊柱周围的肌肉不包括在运动单元内,但它们对运动单元功能的发挥至关重要。肌肉收缩推动椎体上的杠杆,做以椎间盘及小关节为轴的旋转、前屈、后伸、左右侧曲运动,韧带组织提供稳定性,限制和保护运动单元在正常生理范围内活动。尽管每一运动单元只有有限的运动范围,但所有运动单元彼此叠加,脊柱就具有很大的屈曲性和广泛的运动范围。

脊柱结构受损伤则导致脊柱力平衡失调,改变正常的脊柱整体性。韦贵康教授对 320 例健康成年人和脊柱损伤亚健康状态患者的脊柱四个生理曲度进行了测量及统计分析,提出了脊柱四个生理曲度正常、代偿期及失代偿期的量化指标,研究结果提示脊柱平衡指数,即颈曲值加腰曲值之和除以胸曲值加骶曲之和之商值(K 值),可作为脊柱退变,特别是多段退变诊断与疗效评定重要参数,并探讨了四个生理曲度内在联系及其变化与颈肩腰腿痛的关系。任何脊椎的不正常移位所造成的消极作用将对骨骼肌肉系统、神经系统以及消化系统、内分泌系统、心血管系统带来整体上的连锁反应。韦贵康教授临床运用调曲手法整体调整脊柱四个生理弯曲，不仅使患者消除或缓解了椎体位移及有关症状，而且对椎体位移而引起的其他系统疾病或症状也常常会获得不同程度的疗效。

（二）脊柱损伤的整体观

脊柱损伤性疾病，主要是脊柱内平衡（小关节、韧带、椎间盘）与外力平衡（肌肉）受到损害或破坏，使脊柱力平衡失调或炎变而出现的病症。脊柱损伤引起脊柱相关疾病一般病位是明确的，其病理变化是复杂的。因脊柱通过神经、血管与大脑、内脏等各个系统有密切联系。其病理改变可从量变到质变过程，也可涉及脑神经、胸神经、内脏等系统，多表现为局部炎症，血循障碍、肌痉挛、结构变化等。由于脏器生理活动障碍在早期多是功能性的，实验室理化检查多无阳性征象，且临床症状出现与脊椎损伤有一定时间差，故临床易忽视脊椎损伤为其病因，常被误诊为心血管、消化系等系统的疾病。随着交感神经继发性病损的反复或持续，支配脏器的组织结构可出现器质性改变，此时实验室理化检查出现阳性征象，又作为相应脏器的疾病进行医治。

韦贵康教授认为，脊柱损伤性疾病应树立整体观，局部损伤对整体的影响，只看局部不见整体，是不全面的。因为脊柱系统是一个整体，构成脊柱的各个组成部分之间和脊柱与内脏功能之间在结构上是联系的，在功能上是相互协调的，在病理上是相互影响的。脊柱及其所联系的各个组织器官之间，都有各自不同的功能，而这些不同的功能，又都是整体活动的一个组成部分。这种相互联系的整体性,正是通过以脊柱为中心,经血管、神经、经络等联系实现的。同时也体现在脊柱与四肢,脊柱与脏腑、经络、气血之间的生理与损伤后病理反应涉及各个方面。正是基于这种整体观,在分析病因病理将会更加全面,在检查诊断上更加准确,为有效治疗提供客观依据。

(三)脊柱损伤性疾病治疗的整体观

韦贵康教授在脊柱损伤性疾病治疗过程中也注重整体观。临床以手法治疗脊柱损伤性疾病而闻名,同时也十分重视结合脊柱损伤性疾病内治法及辅助器械治疗的探讨研究。韦贵康教授认为应树立治疗脊柱损伤性疾病的整体观,重视辨证施治、主辅结合。例如临床上有的以手法或药物治疗为主,加以辅助措施,如牵引、烫疗、理疗等,且重视功能疗法,才能收到良好的效果。韦贵康教授在运用理筋正骨手法治疗脊柱损伤性疾病中,以中医基本理论为指导,以中医正骨手法为基础,结合现代解剖生理学、病理学与生物力学原理,创立"韦氏整脊十八法"正骨整脊手法,配套理筋手法与对症手法,形成综合性的整脊手法系列。他特别强调以通为用的原则。从理论到实践逐渐形成了一套针对性强、施术步骤规范,以客观指标作为手法的定量标准。韦贵康教授运用理筋正骨手法,配合他发明的专利产品移动式均衡牵引架治疗腰腿痛,利用生物力学平衡治疗脊柱损伤性疾病,取得较好的疗效,体现了韦贵康教授治疗脊柱损伤性疾病的整体观。在运用正骨整脊手法治疗脊柱损伤性疾病的同时,也经常采用中药治疗,注重辨证施治,强调整体观,补肾通督,辨证分期、分型治疗,整体审察,观察大小便情况用药等方法。

二、病理六不通论

韦贵康教授认为脊柱相关疾病是由于脊柱力平衡失调引起脊柱失稳、关节错位，压迫神经、血管而发生的内脏功能紊乱综合征。脊柱失稳，小关节紊乱、错位，周围软组织痉挛、挛缩，使人体气血运行不畅，经络阻滞不通。此外，气血不足，肝肾亏虚，脏腑功能失调，进而引起经脉、肌肉、筋膜、骨髓失荣，互为因果，引起疾病的发生，多属于中医的"痹症""痰症""痉症"的范畴。我们可以将其可归纳为"六不通"理论：不正不通、不顺不通、不松不通、不动不通、不调不通、不荣不通。

（一）不正不通

主要指骨关节不正。各种原因引起督柱失去稳定性，两侧肌力失衡，微小关节移位，两侧小关节运动不相协调，脊柱关节的稳定性亦随之降低，发生椎体滑脱或椎间关节微小移位，椎骨发生解剖位移，位移后的椎骨刺激其周围的神经、血管、软组织等，这些相应的神经、血管等对所支配的部位发生功能性紊乱而出现一系列的内脏疾病的临床表现。中医病机认为督柱不正，筋脉不顺，气血运行不畅，气滞血瘀，脏腑失却濡养则功能失常，引起脊柱相关疾病的发生。

（二）不顺不通

主要指经络不顺不通。脊柱失稳常引起肌肉痉挛，筋骨脱槽，骨关节错缝，关节移位，肌纤维膜紊乱。脊柱错位、椎间盘突出、韧带钙化或骨刺等造成压迫或牵扯而损害交感神经时,可引起植物神经功能紊乱,则可发生脊柱相关疾病。中医病机督柱周围筋膜挛缩,经络阻滞,气血运行不畅,气血失和,经脉不通,引起脏腑功能紊乱。

（三）不松不通

主要指筋肌痉挛粘连不通。脊柱周围肌肉、韧带等软组织损伤,伤侧椎旁出现肌肉痉挛,进而使关节突关节,钩椎关节或椎体边缘的韧带、肌腱附着点等发生充血、水肿、渗出,发展为纤维性变,以致肌肉、韧带、关节囊等发生粘连,形成疤痕,出现伤侧椎旁软组织挛缩,进一步加重脊柱力学平衡失调,引起疾病的发生。中医病机认为粘连、纤维组织增生、组织变性和挛缩都可以引起筋脉拘急,脉道气血运行不畅,导致气滞血瘀,督柱及脏腑组织失却濡养,功能失调,引起脊柱相关疾病的发生。

（四）不动不通

主要指气滞血瘀不通。脊柱周围软组织损伤,则骨骼肌、筋膜、韧带、关节囊、脂肪等软组织骨骼附着处的疼痛,累及所属肌肉或与其相关联的肌群。进一步反射性和保护性反应收缩,出现肌痉挛,减少或限制关节活动,减少对损伤部位的刺激和减轻疼痛。肌痉挛又可破坏身体的协调和力学平衡,引起督柱不正,引发脊柱相关疾病。中医病机认为督柱积累性损伤,局部经脉气血瘀滞不通,气血失和,经脉不通,日久血瘀痰聚,累及肝肾、督脉,也可引起脊柱相关疾病的发生。

（五）不调不通

主要指脏腑不协调不通。脊柱失稳，周围软组织痉挛，刺激相应的脑神经、脊神经、植物性神经、血管、软组织等，发生植物神经功能性紊乱，血液供应不足而出现一系列的临床表现。中医病机认为人体气、血、津液和脏腑功能失调是本病发病根本，两者相互影响。气、血不调，则脏腑活动失常；脏腑不调，则气、血、津液化生不足，脑髓和骨髓失却濡养，脉管空虚，气血运行无力，气血阻滞不通。血脉雍滞不通，肌肉、筋膜、软骨、关节、骨髓失却营养，最易引起脊柱相关疾病的发生。

（六）不荣不通

主要指皮肤不荣泽不通。脊柱失稳，小关节紊乱、错位，周围软组织痉挛、挛缩，脊柱周围动静脉血管受损、痉挛，脊髓组织、神经根和周围组织供血不足，脊髓缺血缺氧，则功能紊乱，引发脊柱相关疾病。中医病机认为皮肉筋骨受营卫气血的濡养才能发挥正常的功能活动。若气血不足，腠理空虚，皮肤不荣泽，是肺不宣的征象，会导致脏腑经络功能紊乱，出现脊柱相关疾病。

三、姿态失衡论

脊柱与四肢骨关节病损，是人体疾病谱重要组成部分，它的发病原因是多方面的，如外伤、劳损、不良的生活工作条件与方式、气候变化影响、环境的污染、不良心理因素等方面。不良的生活、工作姿态是其重要成因之一，现就此问题阐述如下。

（一）姿态的概念及其意义

姿态指身体姿势，即身体呈现的样子。人体正确的姿态指依据现代解剖学与人体生物力学，符合人体骨骼与软组织的生理要求，有利于人体健康的姿势。人们熟知一个健康的人体姿势的形态是"行如风，站如松，坐如钟，卧如弓"。工作、学习、穿着、吃饭、运动等，都需要选择相应的姿态，有静态的姿势，也有动态的姿势。人体的姿态，能够影响脊柱和四肢及其附带的骨骼与肌肉是否达到最少消耗、最少磨损，无论动静皆如此。然而，良好姿态的衡量标准，不良姿态对人体健康的影响，特别是生活、工作、学习等姿态的养生之道，恐怕就鲜为人知或知之甚少了。

（二）如何衡量姿态整体平衡

正确、健康的姿态，最重要的就是平衡，当身体的前后左右重心都能达到平衡时，就是最完美的体态。好的体态除了让身体和各种机能运作良好外，还带来自信、美丽、匀称的身体。要检视自己的体态是否正确、平衡，可从正面、侧面和背面三个方向着手。

1. 从正面观

①头部居中端正，下巴在两个锁骨交接的正上方。

②两肩与两锁骨等高，左右对称，正常的锁骨会呈现漂亮舒展、略为上扬的角度。

③鼻尖、下巴，胸骨柄、肚脐、耻骨联合，呈一直线。

④后枕部、胸椎、腰椎、骶尾椎，呈一直线腰线。

⑤骨盆两侧髂前上棘略高起对称。

⑥双腿并拢时，两边膝关节的距离应该介于零指到两指宽

之间。

⑦站立时,两足有一个自然往外的角度,为8°~18°。

2. 从侧面观

①脊柱有4个生理曲度,其中颈曲与腰曲往前,胸曲与骶曲往后。

②枕骨粗隆,颈7棘突末端、胸6棘突末端、腰骶交界处呈一直线。

③脚跟的线条垂直向下, 是在静止状态下了解步态的重要依据。

(三)不要忽视不良姿态对健康的影响

颈、肩、腰、腿痛原因,除了急性外伤后遗、或慢性劳损、或感受风寒湿邪等原因之外,不良生活、工作学习姿态,对脊柱与四肢也产生慢性病损的影响。姿态决定健康,尚未引起人们足够的注意,还有不少的头晕、头痛、血压异常、心律失常、失眠、胸闷、胃脘痛、糖尿病、忧郁症、疲劳症、性功能障碍症、月经痛、内脏功能紊乱等,共100多种疾病,都与脊椎姿势不良有关。脊柱是姿势调控中心,脊柱平衡是良好姿势的基础、生命的支柱,脊柱失衡是百病之源。

四、反病理、顺生理论

韦贵康教授对于疾病的治疗采用"顺其生理,反其病理"的方法,"顺生理"即治疗时手法作用的位置,推按的走向应顺应人体正常的解剖结构,在安全的活动范围内进行相应手法操作。"反病理"治疗的方式与疾病的病因病机相反,即手法作用的位置、推按的方向与其病理相反。

第三节　脊柱损伤性疾病整治手法

一、颈椎损伤性疾病

(一)调骨手法

适用于脊椎骨关节轻度移位者。

1. 坐位单人旋转整复法

适应范围:多用于上颈段颈椎轻度旋转移位者。

手法步骤:以颈 2 棘突偏右为例。患者端坐位,医者左拇指置于棘突右侧,右手置于头顶部,使颈部前屈 35°,侧屈 35°,右旋转 45°,医者左手其余 4 指置于右侧头颞部,右手换置于左侧面颌部,向右旋转时,瞬间稍加大用力,拇指同时用力向左侧轻推,常听到"咯"的一声,手法毕,颈部恢复原状。

注意事项:颈部旋转幅度不超过 45°为宜,旋转极限时间不超过 15 s 为宜,以免颈部过度扭转,使脑部缺血,出现头晕等症状。

手法后 3 d 内不宜做颈部过度转动,停止治疗 3 d 后可做颈后伸位左右旋转活动,可以巩固疗效。

2. 坐位角度整复法

适应范围:多用于中颈段颈椎轻度侧方或旋转移位者。

手法步骤:以颈 4 棘突偏右为例。患者端坐位,医者左拇指置于棘突右侧,使头部前屈 45°,左侧屈 45°,并向右侧旋转 45°,右手拇指与余 4 指分别置于患者两侧下颈部,瞬间稍加大用力,左拇指同时用力向左侧轻推,常听到"咯"的一声,手法毕,恢复原状。

注意事项:如有颈曲反张,手法操作时,颈部屈曲角宜小,一般不超过 30°,手法后不宜过度做颈部后伸活动,以免颈椎再移位。

3. 坐位侧旋提推法

适应范围:多用于下颈段颈椎轻度侧方移位者,尤其是椎间隙变窄或软组织粘连者。

手法步骤:以颈 6 棘突偏右为例,患者端坐位,医者右拇指置于偏移棘突右侧,左手掌托住下颌部,颈部前屈 15°,医者背胸部稍屈曲,使患者头部紧靠医者胸柄处,左侧旋转 45°,左手稍用力向上提,同时右拇指瞬间用力向左侧轻推,常听到"咯"小声,手法毕。

注意事项:手法关键在于向上提力要适当,旋转提力与推力同时进行。手法后不宜过度做颈部前屈活动,以免颈椎再移位。

4. 坐位头部微屈提推法

适应范围:多用于颈 3~5 轻度后移位。

手法步骤:以颈 3 后移为例。患者端坐位,医者右拇指置于后移的棘突上,左手托持下颌部,颈部前屈 15°,医者背胸部稍屈曲,使患者头部紧靠医者胸柄处,左侧旋转 30°,左手稍用力向上提,同时右拇指瞬间用力向前轻推,常听到"咯"的一声,手法毕。

注意事项:操作时向前推的力量不宜过大,以免纠正过度。手法后不宜过度做颈部前屈后伸活动,睡枕不宜过高。

5. 坐位头部后伸斜拉法

适应范围:多用于中颈段颈椎钩椎关节轻度移位者。

手法步骤:以颈4钩突右移为例。患者端坐位,医者右食指置于颈4钩突右侧,左手托持下颌部,颈部后伸15°,左侧屈15°,右旋转15°,此时,左手稍用力向左上方牵拉,同时右食指瞬间用力向左上方轻推,常听到"咯"的一声,手法毕。

注意事项:手法操作时,颈部角度应适当,角度牵拉时产生的合力以到达钩突为宜。手法后不宜做颈部侧屈扭转活动,以免钩椎再移位。

6. 仰卧位单人旋转整复法

适应范围:多用于上颈段颈椎轻度侧方或旋转移位者。

手法步骤:以颈2棘突偏右为例。患者仰卧位,头垫低枕或不垫枕,医者左手穿过患者颈后部,触到颈2棘突右侧,右手把持患者左侧面颊部,使患者头部向右侧旋转45°,保持右旋转并稍用力向头部方向牵拉,同时左手食指稍用力将颈2棘突向左侧推,常听到"咯"的一声,手法毕。

注意事项:仰卧位操作欠方便,其偏移棘突主要依靠触诊感觉,推力与旋转力应协调适当。如颈后肌痉挛明显,可使患者俯卧位,用捏拿点按手法使肌肉放松后再进行手法,疗效更好。

7. 俯卧悬位推按法

适应范围:用于下颈段或上胸段小关节轻度后移位者。

手法步骤:以颈 7 后移位为例。患者俯卧位,头部中立位,下颌及上胸部置放薄软枕,头颈部与两上肢悬空,医者左手托持患者下颌部于水平位,右拇指触及颈 7 后移,掌根大小鱼际部置于棘突上,与床面成 45°向前下轻推 2~3 下,手法毕。

注意事项:手法操作时,向前下推按的力量不宜过大。手法后不宜过度做颈部前屈后动,以免颈椎角度移位。

8. 颈椎牵引下四步整复法

适应范围:多用于中颈段颈椎间隙变窄或深部粘连,或颈肌痉挛明显者。

手法步骤:以中颈段椎间隙变窄为例,按常规进行坐位,颈椎布带牵引,重量为 5~10 kg,10 min 后再进行四步手法,左右旋转,左右侧屈,后伸,点推风池。每步手法做 3~5 遍。四步手法完成后,再牵引 10 min。

注意事项:牵引重量以不超过 10 kg 为宜,各方向手法应在颈生理活动范围之内,角度不宜过大。颈曲成角或反张,不宜做前屈手法,避免过度旋转。反之,如颈椎前滑脱,不宜做后伸手法。

(二)理筋手法

适用于无骨关节移位的软组织损伤者。

1. 点按法

常用穴位:风池、风府、耳门、太阳、鱼腰、肩井、肩髃、曲池、内关、外关、合谷等。操作时用拇指垂直点按加压,反复操作 3~5 min。

2. 疏理法

于颈、肩、上肢等处肌肉进行捏拿、揉按、斜衮、分筋理筋,反复操作 3~5 min。

3. 牵拉法

将上肢向上呈 180°内外旋转牵拉 2~3 次。牵引双手指向远端理拔。

二、胸椎损伤性疾病

(一)调骨手法

适用于脊椎骨关节轻度移位者。

1. 掌根推按法

适应范围:适用于胸椎中下段后关节紊乱。

手法步骤:患者俯卧,胸前垫一软枕,两上肢置于身旁,自然放松。医者站于患者左侧,左手掌根部按压患椎棘突,右手放于左手背上,嘱患者作深吸气,在呼气末时,医者手掌与脊柱呈 45°方向、向前上方推按,此时可听到"咯"的一声,手法毕。

2. 提拉膝顶法

适应范围:适用于胸椎上段后关节紊乱。

手法步骤:患者端坐低凳上,双手十字交叉置于枕后。医者双手置患者两肩部腋前,右脚置于低凳上,嘱患者略后仰背靠医者膝前。医者上身略前俯,右膝顶往患椎棘突,双手用力向上提拉,右膝同时往上方顶推,此时可听到"咯"的一声,手法毕。

(二)理筋手法

适用于无骨关节移位的软组织损伤者。

1. 轻拍法

用手掌或半握拳,于局部作轻拍 3~5 下。

2. 揉按解痉法

用手掌根,于局部揉按 1~2 min。

3. 疏理通络法

用手指或手掌,局部由内向外顺肋骨行走方向推按 1~2 min。

(三)胸椎损伤性疾病整合手法的注意事项

①由于胸椎间关节属微动关节,其关节突关节呈冠状位,两侧还有肋椎体关节与肋横突关节,所以胸椎活动度有限,手法宜轻、稳。

②手法后加强扩胸锻炼和悬吊活动。

三、腰椎与骶髂关节损伤性疾病

(一)调骨手法

适用于脊椎骨关节轻度移位者。

1. 斜搬法

适应范围:适用于腰椎有轻度侧方移位者。

手法步骤:患者侧卧床上,位于上面的下肢屈髋屈膝 80°,位于下面的下肢伸直位。医者一手扶持患者肩前侧,另一手扶持臀部,两手用力斜搬,方向相反而力量相等。注意交叉点在患椎上,当遇到阻力时,突然加大推拉力,常听"咯"的一声。患者改另一侧卧,按上述操作进行手法,手法毕。

2. 双连椅旋转整复法

适应范围:适用于腰椎旋转移位者。

手法步骤:患者坐双连椅前椅,医者坐后椅。医者一手拇指触患者偏移棘突并固定之,另一手自患者腋部上肩,把握对侧肩部,使患者前屈60°~90°,同侧屈45°,在拇指推挤棘突向对侧外上方的同时,另一手向后上方旋转,常听到"咯"的一声。然后在对侧的棘突定位,按上述操作进行手法,手法毕。

3. 动态推拉法

适应范围:适用于脊柱侧弯畸形者。

手法步骤:以胸椎侧弯向左为例。患者俯卧,用一宽带置于其膝关节上方,固定双脚。医者一手置于患者侧弯一侧,另一手扶持固定下肢的捆带,令患者下肢后伸30°,左手推挤弯侧同侧,同时右手提起下肢向相反方向摆动3~5次,手法毕。

4. 单髋过伸整复法

适应范围:适用于骶髂关节后错位。

手法步骤:以右侧为例。患者俯卧,医者站立于患者左侧,左手掌根按压患者右侧骶髂关节处,右手托起其腿膝上部,先缓缓旋转患肢3~5次,接着用力上提大腿过伸,同时左手用力下压,两手向相反方面搬按,此时可听到"咯"的一声,或手下有整复感,手法毕。

5. 仰卧推压法

适应范围:适用于骶髂关节前错位。

手法步骤:以右侧为例。患者仰卧,助手固定其健侧髂前上棘,医者左手置于患者患侧髂前上棘,令患侧下肢伸直抬高30°,同时右手用力向后推压2~3次。此时常听到整复声或手下有整复感,手法毕。

6. 侧卧挤压法

适应范围:多用于耻骨联合分离者与骨盆旋转上移位者。

手法步骤:患者取侧卧位,下位的髋膝关节伸直,上位的髋膝关节屈曲。助手把握上位的踝关节,医者站于床边,双手置于患者上位的臀部外侧,在嘱助手反复伸屈膝关节时,医者用力往下压,操作数遍。对侧再按此步骤操作数遍。最后嘱患者双手抱住下肢极度屈曲,医者协助作起伏动作,反复数次,手法毕。

(二)理筋手法

适用于无骨关节移位的软组织损伤者。

压搬腰骶部:患者俯卧位,医者一手托持其膝关节前上方,使下肢伸直位抬起20°~30°,另一手按压下腰部与腰骶部3~5遍。

点按穴位:于第三至第五腰椎脊突两侧翼3 cm处,点按1~2 min。于两侧梨状肌投影区处,点按1~2 min。于委中下3 cm处,点按1~2 min。

推髂胫束:患者侧卧,上位的下肢伸直,下位的下肢屈曲,医者用掌根于髂腰脊从上至下推按1~2 min。

牵拉抬高下肢:患者仰卧,医者一手把持患者踝部后侧,一手扶住膝关节上方,使下肢伸直位,逐渐提高,尽可能达到70°~90°。

(三)腰骶椎损伤性疾病整合手法的注意事项

腰骶椎损伤性疾病的整合手法,注意使用力学的杠杆与旋转的原理,不但省力而且容易整复。用力应适中,避免用暴力。

腰椎间盘突出症,手法时应避免腰部过屈活动。中央型腰椎间盘突出症,髓核较大,压迫硬膜囊>1/2时,应慎用手法治疗。腰椎滑脱,手法时应避免腰椎过伸活动。骶髂关节错位,手法影响到髋关节时用力应慎重,以防止损伤股骨颈。

功能锻炼,应注意避免进行与病理相同方向的活动。若腰椎间盘突出,避免做腰前屈活动;腰椎滑脱,避免做腰后伸活动。

第四节　脊柱相关疾病对症手法

一、颈椎相关病症

适用于一些突出的症状与阳性体征者,进行调骨理筋手法后,根据临床症状进行。

(一)头痛

痛点点按:在头皮找到2~3处痛点,作局部点按,每穴位1~2 min。

穴位反射:于风池上1 cm处,用拇指向头痛方向点按,使头部有"得气"为度,反复点按1~2 min。

(二)头晕

头额部轻摩法:于头额部用两手手指做轻摩,反复操作1~2 min。

耳部鸣天鼓:两手掌贴按两耳,各手指置于头颈部,中指紧贴头皮,食指弹于中指 5~7 下,反复操作 1~2 min。

(三)心惊心悸

按摩星状神经节反应点:选该反应点(胸锁乳突肌下 1/4 前 2 cm 处),使头部偏向同侧 30°,用拇指腹于局部向内按压 1~2 s,反复操作 1~2 min,以胸部感到"得气"为度。

点按脊旁穴:于胸椎 2~6 棘突两旁 2 cm 处,选择 2~3 个反应点,用拇指点按 1~2 s,反复操作 1~2 min,以胸前"得气"为度。

(四)血压异常

高血压:在颈上段多做点按疏理手法 1~2 min,并于天鼎穴(相当颈动脉窦处)揉按 1~2 min。

低血压:在颈下段多做点按疏理手法 1~2 min,并于天鼎穴(相当颈动脉窦处)揉按 1~2 min。

(五)上肢麻木

顺推法:沿上肢神经走行方向,从近端向远端进行推按,反复操作 1~2 min。

穴位按压:于缺盆穴、天宗穴点按,一般手部会有麻感。

二、胸椎相关病症

适用于一些突出的症状与阳性体征者,进行调骨理筋手法后,根据临床症状进行。

(一)胃脘痛

于第六至第十胸椎之间,弹拨操作 10~20 下。

（二）胸闷

用拇指于第一至第五胸椎两侧棘突旁开 2 cm 处作点按,使胸部有微胀感为度,操作 2~3 min。

三、腰椎相关病症

适用于一些突出的症状与阳性体征者,进行调骨理筋手法后,根据临床症状进行。

（一）下肢麻木疼痛

在局部病灶处,做深部叩击或点按 5~8 次。沿神经走行方向,由近到远、进行推拿疏理法。

（二）下肢肿胀

下肢肿胀多属静脉回流障碍。由下肢内侧从远端向近端推按,每侧 2~3 min。

（三）排尿异常

排除尿路系统等实质病变后,在腰骶部梨状肌处进行点按疏理 2~3 min。消除由马尾神经或阴部神经受刺激而引起的排尿异常。

四、其他方面

（一）脊椎性伴排尿紊乱

排尿的次数、尿量、时间及控制力的异常,包括尿频、尿急、尿量过多或过少、排尿困难、尿潴留、遗尿、尿失禁等,统称排尿异常。脊柱相关疾病所致的排尿异常,属于功能性排尿异常。

1. 腰骶部软组织损伤手法

（1）腰臀部软组织的松解、舒筋、推按等治疗手法

可缓解腰臀部肌痉挛，促进局部血循环，改善腰脊柱动力平衡，减轻或消除对支配膀胱和括约肌神经的激压。

（2）梨状肌损伤治疗手法

①梨状肌松解、舒筋法：患者俯卧，两下肢自然分开。医者站立床沿，右手拇指（体形肥壮者可用肘关节）按梨状肌体表投影，自内上往外下、由轻到重理按 5~6 次，至患肢酸胀或发热为度。最后用掌根松解患侧臀肌。

②直腿抬高内旋牵拉法：患者仰卧，医者站立于床沿，助手按压患者健肢膝踝关节并固定之。医者由手握患肢踝关节后缘，左手掌扶按患膝。在反复和缓慢抬举患肢至 50°~60°时，内旋患肢，并逐渐加大患肢抬举的角度，以患者能忍受为度。

2. 腰骶部骨关节损伤手法

纠正脊柱静力失衡，缓解骨关节创伤性炎症对支配膀胱和括约肌神经的激压。

（1）腰椎后关节紊乱治疗手法（以腰 4 棘突偏右为例）

①坐位腰椎旋转复位法之一：患者端坐，两手手指交叉于头后。医者坐在患者身后另一椅，右手从患者右腋下穿过，绕颈后搭在患者左肩，左手拇指按压腰 4 棘突右侧。嘱患者前屈35°，右侧偏45°。医者右手顺势往后上旋拉患者的同时，左拇指往左前方推按患椎棘突。此时可闻关节复位响声，手法毕。

②坐位腰椎旋转膝顶复位法：患者及医体位同上。医者坐在

患者身后另一椅,右手从患者右腋下穿过,绕颈后搭在患者左肩,左手拇指按压腰4棘突右侧,左膝顶住患者右侧臀部。嘱患者前屈35°,右侧偏30°。医者右手顺势往后上旋拉患者的同时,左膝往左前方顶推患者右臀。此时可闻关节复位响声,手法毕。

3. 骶髂关节错位复位手法

(1)骶髂关节前错位复位手法(以右侧为例)

患者仰床沿,两下肢伸直。助手按压左膝上部,医者站立于患者右侧,右手握患者右踝或小腿近端,左手扶按右膝。先屈曲右侧髋膝关节,内收外展5~6次,再往对侧季肋部过屈右髋膝关节,趁患者不备用力往下压,此时可闻关节复位响声或手下有关节复位感,手法毕。

(2)骶髂关节后错位复位手法(以左侧为例)

①俯卧单髋过伸复位法之一:患者俯卧沿,医者站立于患者左侧。右手托患肢膝上部,左掌根压左侧骶髂关节。先缓缓旋转患肢5~7次。医者尽可能上提患者左侧大腿,过伸患肢,左手同时用力下压骶髂关节,两手成相反方向搬按,此时可闻关节复位响声或手下有关节复位感,手法毕。此法适用于体弱及肌肉久发达患者。

②俯卧单髋过伸复位法之二:患者俯卧,医者站立床上,左足立于患者右侧,面向患者下身,右足跟置于患侧骶髂关节处,然后双手过伸提拉患肢至最大限度(患侧骨盆距床板约10~15 cm),并保持这一高度。右足跟猛力下蹬患侧骶髂关节(此时患者腰椎由过伸位恢复到伸直位),此时可闻关节复位响声或足下有关节

复位感,手法毕。此法适用于身强体壮、肌肉发达的患者。

③患肢牵抖复位手法(以右侧为例):患者仰卧床沿,右下肢靠外侧,两手拉住床头(或由助手牵拉其两腋下)。医者右腋夹住患肢踝部,右手绕过患肢小腿后侧搭在左前臂中段,左手紧握患肢小腿中上段,在持续对抗牵拉的情况下,用力往下牵抖患肢。此法适用于孕产妇及年老体弱患者。

4. 手法注意事项

①年老体弱及骨质疏松患者,禁用腰骶部骨关节的复位手法,只宜作腰骶部软组织的松解、舒筋手法,且力度宜轻。

②伴有骶髂关节错位的孕妇,只可作患肢牵抖复位法予于复位。禁用腰臀部的按压手法。

③腰椎间盘突出症腰曲消失或后突以及腰椎前滑脱患者,禁用单髋过伸复位法。

④严重臀肌挛缩患者,慎用骶髂关节屈髋屈膝复位法和直腿抬高内旋牵拉法。

(二)颅脑外伤伴颈椎外伤后综合征

颅脑外伤伴颈椎外伤后综合征指颅脑及颈部外伤急性期过后,仍残留有头痛、头晕、记忆力减退、烦躁、易怒、颈部疼痛及上肢麻木等症状。这些症状主要由颅脑损伤和颈椎损伤引起,但无相应明显脑的器质性阳性体征,可诊断为脑外伤伴颈外伤后综合征。此病占颅脑外伤 10%~15%。

1. 头部手法

叩击法:单手或双手手指并拢,呈半屈曲位,用指尖轻叩百会穴、角孙穴及头部反应点约 20~30 次。

点揉法：用拇指指腹分别点揉印堂、睛明、攒竹、阳白、太阳、百会、角孙、风池及风府等穴各约 10 s。

2. 颈部手法（理筋解痉法）

①按捏推拿法：用手掌或手指腹于颈后两侧进行柔按推拿，然后用拇指与其余 4 指构成钳形，对局部肌肉肌腱进行捏拿，形如拿物，反复多次。

②分筋理筋法：分筋是指用指腹对肌肉进行垂直分拨，理筋指顺肌纤维方向进行推按，两者交替使用数次，以放松痉挛的肌肉。

③适当选用调骨手法，参见脊柱损伤性疾病整治手法。

（三）产后腰腿痛综合征

多发生在妇女产后，由于分娩时难产或分娩后过早下地活动致下腰段与骨盆环损伤，未能及时修复以致产后出现下腰、下腹或下肢疼痛等多种症状，故又称产后骨盆环损伤综合征。

骶髂关节损伤者，多发生于单侧。局部疼痛，常反射至大腿后侧，仰卧睡觉不能持久，歪臀跛行。检查骶髂关节局部压痛，髂后上棘高隆，位置偏下为后错位。如髂后上棘凹陷，偏上为前错位。单腿直立或单髋屈曲内收时骶髂关节疼痛加剧，"4"字征试验多呈阳性反应。耻骨联合损伤者，局部疼痛，或通过阴部神经反射至会阴部引起胀痛。检查耻骨联合部位有压痛，或触及耻骨联合间隙变宽，骨盆分离试验可呈阳性。

腰骶关节与骶尾部损伤者，表现为腰骶或骶尾部疼痛，站立行走时局部疼痛剧增,坐蹲卧位时局部疼痛减轻。腰骶关节或骶尾关节压痛,腰部过伸或过屈时,腰骶部疼痛加剧。

骨盆的肌肉损伤者,主要表现为髂后上棘下外侧或髂前上棘前下方疼痛,多发生在一侧,常放射至下肢后侧或前内侧。多在梨状肌与髂腰肌部位压痛,下肢抗阻力外旋或前屈时局部疼痛加剧。

盆腔脏器功能紊乱者,可因骨盆损伤或炎症刺激局部脊神经或植物神经,引起盆腔脏器功能紊乱而出现症状,如下腹胀、便秘、尿频、尿急、排尿障碍、产后月经过早、过迟来或月经不调等。多有下腹压痛,有时触及小硬块,肠鸣音多亢进,常合并附件炎。

X线摄片检查,轻者骨盆可正常,重者可有两髂后上棘不对称,双侧骶髂关节间隙不等宽,或患侧间隙模糊等。有的出现耻骨联合分离,或腰骶角增大等。

初以整复关节错位为主,续施以调理手法以促进局部损伤组织的修复。

①单髋过伸、过屈复位法:适用于骶髂关节后、前错位所致者。

②侧卧位斜扳法:适用于骶髂关节错位者。

③侧卧位挤压法:适用于耻骨联合分离者。

患者侧卧位,下位的髋膝关节伸直,上位的髋膝关节屈曲,助手把握上位的踝关节,医者站于床边,双手置于患者上位的臀部外侧,在助手反复伸屈髋膝关节时,医者用力往下压,操作数遍后,对侧再按此方法步骤操作数遍,最后嘱患者双手抱住下肢极度屈曲,医者协助起伏动作,反复数次,手法毕。

④梨状肌分筋理筋手法:适用于梨状肌损伤患者。

⑤腰骶角增大者,可让患者取俯卧位,术者于骶骨后侧将骶骨向前压。

⑥肌肉痉挛粘连者治疗手法:用分筋理筋、松解手法。

第五节　四肢大关节损伤性疾病手法

一、肩关节三步整治法

(一)适应证

肩关节周围炎（粘连型）;一般肩关节周围炎不宜坐位整治者;肩关节陈旧性扭挫伤。

(二)操作要点

第一步:患者俯卧位,医者站患者同侧,双手半握拳状,于局部滚推 3~5 min。

第二步:患者仰卧位,医者一手握着上肢,另一手于啄突前下方 3 cm 处(松肩穴)点按 3~5 min。

第三步:患者仰卧位,医者一手置于疼痛部位,另一手扶持上肢腕部,使肩关节成 30°~45°角,向上牵拉,逐渐拉高。

(三)注意事项

①手法操作不宜用暴力,用力以患者能忍受为度。

②每次肩关节能多抬高 2~3 cm 为宜。

③骨病禁用,骨质严重疏松、严重内脏疾病、妇女妊娠时、年老体弱者慎用。

二、肘关节屈伸推拉整治法

(一)适应证

肘关节陈旧性扭挫伤并关节紊乱症;肱骨外内上髁炎并肘关节紊乱症。

(二)操作要点

患者端坐位,患肢伸直外展60°,医者站于患肢外侧。一手抓握患肢腕部置于医者同侧的髂前上棘。令患者放松患肢肌肉,此时,医者略用力使患肘伸屈内旋活动,然后伸直位,医者将托付肘部的手向内外推拉,常听到"咯"的一声,手法毕。

(三)注意事项

①医者推拉力不宜过大,患者肘关节不宜勉强过伸,以防关节扣挫伤或鹰嘴骨折。

②于肘关节上下及周围软组织按摩松解充分,疗效更佳。

三、腕关节旋转整治法

(一)适应证

腕关节扭挫伤后,旋转时疼痛;尺桡下关节分离。

(二)操作要点

患者端坐位,肘关节半屈位,一助手扶持肘部,医者双手分别置于手掌尺桡侧。医者用力向远端牵引,继续按背伸—桡偏—屈曲—尺偏顺序进行。

(三)注意事项

①做完手法,医者一手拇食指夹持尺桡骨下端,另一手于局

部痛点揉按 1~2 min。

②如有尺桡下关节分离者,用棉布(宽 5 cm,长 60 cm)固定腕关节 2~3 周或保持关节位置,每周换固定棉布 1 次。

四、髋关节"?"整治法

(一)适应证

髋关节陈旧性扭挫伤;儿童髋关节骨膜嵌顿。

(二)操作要点

患者仰卧位,以右侧髋关节为例,一助手固定骨盆,右侧患肢髋膝关节各屈曲 90°,医者立于外侧,左手扶持右膝关节下方,右手扶握患肢踝部,按正"?"做旋转手法,再做反"?"手法。左侧按相反方向进行。接上法反复操作 2 次后,将患肢置于伸直位。

(三)注意事项

①如整复不成功,可服用抗炎药,加患肢单腿皮肤牵引 3~5 d 后再行整复。

②治疗后 4 周内避免患肢激烈活动或过度负重。

五、膝关节三步整治法

(一)适应证

膝关节陈旧性扭挫伤;膝关节骨性关节炎。

(二)操作要点

患者仰卧位,医者站于患肢外侧。

第一步:松筋法,医者于膝关节周围软组织采用点按松解,分筋理顺法 3~5 min(膝关节后侧可用俯卧位)。

第二步:理髌法,医者于髌骨体上先用揉髌法(用拇指于髌骨上揉动,然后于髌骨周围刮理)。

第三步:扩膝法,医者活动膝关节数次,使一手前臂置于膝关节后侧做支点,将膝关节尽量屈曲,然后去掉作支点的手臂,再直接屈曲膝关节 2~3 次。

(三)注意事项

①手法从轻到重,使软组织充分松解放松。

②如膝关节内外侧间隙宽窄不一致,宜在牵拉位情况下用掌推变窄一侧,以利调理不正常状态。

③治疗后功能锻炼,宜在 30°斜坡上上下行走,多做股四头肌收缩活动。在恢复期,不宜多走阶梯或蹲下、起立。

六、踝关节四步整治法

(一)适应证

踝关节陈旧性扭挫伤;踝关节与跗跖关节错缝;跟痛症。

(二)操作要点

点按:于解溪穴(前踝处)、太溪穴(内踝与跟腱水平连线中点)、昆仑穴(外踝与跟腱水平连线中点),用力点按 1~2 min。

旋转:患者坐位或仰卧位,医者一手扶持踝上部,另一手扶持足,先沿顺时针方向旋转 3~5 遍,再逆时针方向旋转 3~5 遍。

背伸:将踝关节背伸加压,反复操作 3~5 遍。

叩击:患者俯卧位,膝关节 90°,医者一手扶持患肢足部远端,使其尽量背伸,另一手握半拳,于足底近端做叩击 5~10 下。

(三)注意事项

①手法过程,如有肿胀或肌痉挛于局部揉按数分钟。

②手法注意功能锻炼,宜在 30°斜坡上上下行走,每次 5~10 min,每天 1~2 次。

第六节　手法辅助器械临床应用

一、移动式均衡牵引架的应用

移动式均衡牵引架,是用于治疗腰腿痛的专利产品(专利号:ZL 00 2 55946.3),适用于腰曲变直、骨盆倾斜合并有腰腿痛病人,表现为不同程度的"歪臀跛行"或腰脊柱侧弯(棘突偏歪);腰以前屈受限为主,偶有后伸受限,触诊两髂后上棘不等高,下腰部局部压痛或叩痛;压痛放射至一侧或双侧下肢外后侧者;直腿抬高试验、"4"字试验、单腿负重试验、唧筒柄试验可能出现阳性。骨盆 X 线示两侧髂骨最高点不在同一水平,出现上移或下移,或伴有两侧骶髂关节间隙或两则闭孔不等宽,或两侧髂脊横径不等长为异常(旋转移位)。

治疗要点如下。

均衡牵引:应用多功能移动式均衡牵引架俯卧位牵引,牵引总重量为 35~50 kg,根据骨盆有无倾斜情况,两侧下脚采用等量或不等量牵引,髂嵴上移者,同侧下脚牵引重大于对侧 3~5 kg。然后根据腰曲改变情况,决定腰部采用加压(15~25 kg)或不加压法,每次牵引时间为 20~30 min,每日 1 次,2 周为一疗程。一般 1~2 个疗程。

选择性手法:适用于脊椎柱小关节错位,棘突偏歪,侧弯畸形,脊柱滑脱,肌痉挛,骶髂关节前、后错位等,选择性先进行手法,或牵引中或牵引后再进行手法。骨盆旋转倾斜者牵引未能纠正,疼痛未能缓解,配合用踩足乔法,平时注意做腰肌功能锻炼。

二、双连椅的应用

双连椅用优质木料制成,分为前凳与后凳,前后凳用金属连杆联结,连杆外套一金属管(稍比连杆大些),且后凳在连杆上可前后滑动。在前凳的扶手杆的中央,有一圆洞,可安放金属的颈椎牵引器。前凳比后凳高约 1.0~1.5 cm。

病人与医生分别坐在双连椅的前后凳上,在行胸、腰椎整复时,病人的臀部要坐好,双脚分别置于前凳的前脚外侧,并踏稳地面,从而形成"三足鼎立"之势,医生在病人的后凳上坐稳。以 L5 棘突偏右为例, 左手拇第二指节指腹置于偏歪棘突的偏歪侧,右上肢从后向上前穿过病人的右侧腋窝, 再向上越过右侧肩部、颈后部,用右手抓住病人的左肩部,与此同时,用右膝前部顶住病人的右侧臀部,嘱病人尽量前屈并向右后侧旋转。当病人再难以旋转时,医生的左手拇指将 L5 棘突向左侧扳动,同时右上肢将病人的上半身向右后侧旋提,常可听到"咯"的一声,L5 整复毕,此为旋转整复的扳法。其推法为医生将双手置换一下,形成双手用力的方向一致(扳法则医生双手用力的方向相反),其旋转仅是向左后侧旋提就能完成推法动作。

第七节 骨伤疾病中药验方选

一、通窍活血汤

药物组成:川芎12 g、赤芍12 g、桃仁12 g、生姜3片、红枣5枚、老葱9 g、麝香0.1 g。

功效:清心开闭、祛邪解毒。

主治病证:各种外伤引起的闭症。症见病邪炽盛、神志不清或烦躁不安,面颧潮红,二便不通,汗出不扬,两手握固,脉弦细或弦数有力,舌质红绛,苔灰黄,血压偏高或正常等。此证多见于脑震荡或脑挫伤,毒血症脂肪栓塞综合征等。

用法:水煎服,每天1剂。

加减:加石菖蒲、勾藤、银花、蝉衣、泽泻等。

方义分析:川芎气味雄烈,辛香走窜,性最疏通,虽入血分,但能调气止风,桃仁专攻瘀血,有泻无补,散结血、活死血,生姜辛走,开郁散气,健脾助胃,老葱辛通,善通阳气,上下内外,阳气无所不至,麝香气味悍烈,内透骨髓,外彻皮毛,为开窍醒神之要药。赤芍不仅功助活血,且清热凉血,以缓温热之偏,红枣甘温补中,与生姜配合,合用能调理脾胃,促进药力吸收,以奏速效。诸药合效,共有清心开闭、祛邪解毒之功。

应用情况:在临床上,以中药为主治疗闭证数十例,收到较好效果。

二、解痉散瘀汤

药物组成：丹参 15 g、白芍 12 g、赤芍 12 g、地龙 6 g、稀莶草 12 g、牛膝 12 g、归尾 12 g、桃仁 9 g、两面针 12 g、甘草 6 g。

功效：散瘀剂。活血通经，解痉散瘀。

主治病证：外伤或劳损所致的局部拘急瘀肿疼痛。颈肩腰痛，外伤血栓性静脉炎，证属瘀滞型者。

服用方法：水煎服，每天 1 剂。重症可每天服 2 剂。

加减运用：局部疼痛较剧加乳香 6 g，没药 6 g；头痛加白芷 12 g；背部痛加葛根 12 g；肩部痛加姜黄 12 g；胸部痛加柴胡 9 g；腰部痛加杜仲 12 g。

方义分析：外伤、劳损临床上以瘀血阻滞多见，瘀停于内，经气不畅，肌肉失荣而痉，故以活血通经。解痉散瘀之法治之。本方以丹参、赤芍、归尾、桃仁通行上中下三焦，助行血力以散瘀，即所谓"血不活则瘀不去"，其中丹参有"一味丹参，功类四物"之说，取之兼调和气血，使之行而不破，散中有收，以白芍、地龙、牛膝、甘草解痉缓急止痛，配两面针、稀莶草消肿止痛。全方合用，旨在治本为主，同时治标，具有活血散瘀，解痉止痛之功。

三、脊髓康

药物组成：鹿角胶 12 g(另煎)、炮穿山甲 12 g、土鳖虫 6 g、红花 6 g、川芎 12 g、黄芪 20 g、补骨脂 12 g、鸡内金 9 g、丹参 15 g、麝香 0.05 g。

功效:补肾活血,通经逐瘀。

主治病证:脊髓型颈椎病。

用法:水煎服,每天 1 剂。

方义分析:脊柱为督脉所系,督脉为诸阳之会,总督一身之阳,一旦劳伤受损,必伤及手足三阳经,经络不通,出现肢体麻木不用,不能活动。脊髓型颈椎病病程长,预后差,久病多痰多瘀,阳气蔽郁,兼耗气血,阴阳俱损,不荣筋节,所以治疗上当以开阳通闭,温阳活络,破痰逐瘀,方可鼓舞气血,以达四肢。脊髓康方中的鹿角胶、补骨脂有补肾作用,均能生精补髓,壮火益土,黄芪味清气浮,振奋元阳,有补气作用,丹参、红花、土鳖虫、川芎化瘀活血,攻专走窜,鸡内金化坚消积,加上穿透力较强的炮穿山甲、麝香、使药深达病所而奏效。

四、痛安汤

药物组成:两面针 12 g、白芍 15 g、龙骨 30 g、甘草 5 g、丹参 30 g、田七 9 g、降香 12 g。

功效:活血清热,消炎。

主治病证:各种气滞血瘀、瘀血化热筋伤,骨折疾病,如腰椎间盘突出症、急性腰扭伤、骨折后遗症、颈椎病等。

用法:水煎服,每天 1 剂。

加减:瘀肿加红花 6 g、白花蛇草 12 g;眩晕加勾藤 12 g、天麻 12 g;四肢痿软无力加鹿角胶 12 g(另烊)。

方义分析:龙骨甘涩,逐邪涤痰,入肝破结,凡郁血败血,皆肝经之血积,丹参降而下行,专入血分,并有凉血清心之力,热而血滞者尤擅。白芍亦入肝经,化阴补血,补敛肝脏精血,养和经脉营卫,两面针辛温,祛风通络,现代药理示有抑制细菌生长作用,田七,古称为"南人军中金疮要药",化瘀止血之功极强,止血不留瘀,活血兼止痛,降香活血化瘀,甘草调和诸药。

第二章 孙呈祥教授学术思想 和临床经验

第一节 医家介绍

孙呈祥,1940 年出生于山西,中共党员。第六批全国老中医药专家学术经验继承班导师。1959 年考入北京中医药大学(原北京中医学院)中医系,学制六年,1965 年毕业后留校。在北京中医药大学附属东直门医院从事骨伤科的临床、教学、科研工作。1993年评为教授、主任医师,担任骨科教研室主任工作,任北京中医学会骨伤分会理事、中国传统手法研究会常务理事。出版著作《软组织损伤治疗学》《中医骨伤学》《中医筋伤学》《筋骨缝损伤学》等 9部。撰写《第三腰椎横突综合征病因探讨》《膝关节滑膜炎辨证论治》等论文。曾到日本等国、中国台湾等地讲学。

第二节　临床思想

一、筋骨理论

(一)筋喜柔,恶刚,手法应柔和

筋是筋络、筋膜、肌腱、韧带、肌肉、关节囊、关节软骨等的总称。用以连属关节,络缀形体,主司关节运动,属肝所主。骨,属肾所主,是奇恒之府,为立身之主干,为髓之府。因此,肢体的运动,有赖于筋骨、气血、肝肾的功能正常。皮肉筋骨的损伤,在伤科疾患中最为多见,一般分为"伤皮肉""伤筋""伤骨",但又互相联系。伤皮肉,则人体卫外门户洞开,外邪容易侵入;或气血瘀滞,郁而化热,以致瘀热为毒;亦可由皮肉失养,导致肢体痿弱或功能障碍等。伤骨包括骨折、脱位,多因间接暴力或直接暴力所致。但筋骨损伤不是独立存在,伤筋能损骨,损骨亦能伤筋。在治疗中,手法应柔和,以患者舒适为度。

(二)筋喜温,恶寒

筋得寒则凝,得温则舒。在治疗筋伤和软组织等疾病时,用药及手法治疗时,以温热手法及药物为主,但要辨证施治。

(三)骨正筋柔

筋骨在生理功能上有着密切的联系,筋都附于骨上,肢体关节的活动是靠筋骨密切合作共同完成的。筋伤时可使骨缝处于交锁错位,反过来骨缝的错位也可以改变筋的正常生理位置而使筋损伤。例如急性腰扭伤,因搬运扛抬重物时姿势不正,用力过猛,可致肌肉、韧带、筋膜损伤,同时也可使椎间小关节受到过度牵拉或扭转而致腰椎小关节错位从而产生疼痛。故在临床上对软组织损伤要辨清其病理变化的关键所在,采用筋骨并重的治疗方法,这就是筋柔才能骨正,骨正才能筋柔。

(四)首重气血

软组织损伤在临床上的种种表现不论其受伤的部位在外之皮肉筋骨,或在内之经络脏腑,都是由于气血运行的紊乱所造成的。其引起的肿痛,根本的病理变化就是血凝和气滞。"气伤痛,形伤肿",说明气血损伤可以有不同的病理变化;或伤气,或伤血,但在临床上多表现为气血两伤。治疗时首先要辨明损伤是属于伤气还是伤血,或气血俱伤,或偏重于气,或偏重于血。软组织损伤的辨证施治要首先重视气血的辩证,而其损伤的病理变化常是气滞血瘀、气血俱伤、肿痛并见,其治疗应该以活血理气为基本法则。气滞是伤后气机失于宣畅,其特点为外无肿形,以胀痛为主证,由于气的时聚时散,其痛每无定处,范围较广泛,多见于岔气等损伤,治宜理气止痛为主,佐以活血化瘀。常用复元活血汤、柴胡疏肝散等加减治之。血瘀是伤后血运受阻,或血滞脉外,造成离经之血停滞于体内而为瘀。主要表现为局部肿胀疼痛、痛有定处。按瘀血轻重、部位、时间长短的不同,其症状也表现得复杂,亦可由局部涉及全身,如滞于肌表可青紫肿胀,阻于营卫则郁而化热,积于胸腹则满而作痛等,治亦活血祛瘀而随症治之,如桃红四物汤、桃仁承气汤、复元活血汤等加减。但在整个疾病的演变过程中,由于受伤的轻重不同和人体差异的不同,常有虚实寒热的变化,在辨证时要考虑到这些因素的存在,根据气血的虚实寒热变化分别治之。

(五)内外结合

内外结合的治疗原则主要指局部与整体要兼顾,内损与外伤要兼顾。软组织损伤的症候表现多种多样,病理变化也比较复杂,病情有轻重缓急之分,不同的时间、地点,不同的暴力性质,不同的个体差异,其反映出的病理变化和病情转化也不尽相同。由于暴力作用于肢体而引起局部软组织创伤,造成局部气血失调,从而导致脏腑经络功能失调,以致病变由外涉及于内,由局部影响到全身。人是一个内外统一的整体,就肢体而言,皮肉裹于外,筋骨连续于内,故皮肉受损,筋骨亦会累及,筋骨损伤,皮肉必然同病。所以在软组织损伤的辨证施治过程中,要考虑到损伤虽然是在局部的体表肌肤,但因气血不和可以引起内部脏腑经络功能的失调。因此在治疗时,应该从整体出发、全面分析,做到局部与整体兼顾,内损与外伤兼顾,只有这样才能取得满意的疗效。此外,在治疗时还应考虑到治疗方法的兼顾,软组织的损伤在治疗上可分为内治法和外治法两种, 在临床上可根据病情有针对性地选用,尽量做到内外兼治。这对于提高治疗效果,迅速减轻患者的痛苦有显著作用。

(六)功能锻炼

功能锻炼又称练功疗法。它是运用运动肢体治疗和预防某些疾病的一种方法。大量临床实践证明,肢体关节活动与全身锻炼对治疗软组织损伤能起到推动气血流通,加速祛瘀生新,促进肢体肿胀的吸收等作用,并能使关节经络得到濡养,防止肌肉萎缩及关节僵硬,骨质疏松,有利于功能的恢复。练功能时要辨明其伤,估计其预后,掌握正确的练功方法,按照损伤的早、中、晚三期循序渐进地进行锻炼。由于软组织损伤有急性期和慢性期之分,所以对于它们的治疗原则有不同之处。对于急性软组织损伤,由于其创伤处仍有渗血及出血,疼痛与功能障碍较重,所以在治疗时必须尽量减轻患者的痛苦,局部宜采用冷敷以减轻肿胀及疼痛,或采用活血化瘀、行气止痛的外用药外敷,避免做粗暴的按摩,同时予以辨证施治,配合内服药。对于小关节紊乱以及韧带、肌腱的撕裂伤,扭转或关节的半脱位,则必须及时给予整复,使关节的半脱位得以恢复正常或纠正小关节紊乱,使扭转、撕裂的韧带、肌腱得以理顺及复平,这样才能使症状迅速消除,功能得以恢复。在软组织损伤后期及治疗由劳累所致的劳损时,必须采用多方面的综合措施,根据病情,辨证施治地给予手法治疗、药物治疗及其他各方面的措施,起到解除病灶、理筋壮骨、通经活络、恢复功能的目的。

二、手法特色

孙呈祥教授认为"筋喜柔恶刚""筋以柔韧为常""筋喜温恶寒""骨正筋柔",在施治中,必须顺其生理、以柔治刚,切不可盲目粗暴、强拉硬扳;必须遵循准备、治疗、结束三阶段进行,并创制了"戳、拔、捻、捋、归、合、顺、散"治筋八法。除此以外,孙老师注重中医整体观念,以四诊、八纲、脏腑、经络、筋骨、气血的理论进行辨证施治。在辨证过程中,特别注重脏腑与其所主筋骨、气血的相互关系,认为闪腰、岔气、冻结肩等疾病,固然外力和气候属外因范畴,但体质与七情伤气是不可忽视的内因。"故治外伤当明内损,治疗筋骨当虑气血"是其治疗的核心理念。在此基础上,他根据伤筋后的病程发展规律,将治疗分为三期:初期以活血化瘀为主,中期以舒筋调肝为主,后期以补肝强筋为主。在临床中,擅长应用手法、中医中药治疗脱位、颈椎病、腰椎病、坐骨神经痛、老年增生性膝关节炎、四肢软组织损伤等疾病。

三、善用中药

在治疗中,孙老师手法与中药并用,尤其善于运用中药。

治疗强直性脊柱炎时,用黄芪三仙汤,提高患者的免疫能力。黄芪三仙汤的组成是生黄芪 30~50 g、仙灵脾 10 g、仙茅 10 g、威灵仙 10 g。热重者加土茯苓 20 g、蚤休 20 g、泽泻 15 g、车前子10 g。

治疗类风湿性关节炎时,通督汤为常用,其方组成是金毛狗脊 20 g、羌活 10 g、石菖蒲 10 g。疼痛重者加全虫 6 g、蜈蚣 2 条、穿山甲 6 g。孙老师认为穿山甲通十二经络,通络效果好;通经络效果最好的中药是麝香,麝香治疗骨折不愈合效果非常好。

治疗颈椎病时,其方组成是葛根 30 g、片姜黄 10 g、桂枝 10 g、威灵仙 10 g、木瓜 10 g、生白芍 15 g、甘草 6 g、草薢 20 g。疼痛重者加全虫 6 g、蜈蚣 3 g;失眠者加远志 10 g、枣仁 10 g;气虚者加生黄芪 30 g。

治疗腰腿痛时,其方组成是杜仲 10 g、狗脊 10 g、威灵仙 10 g、仙灵脾 10 g、川芎 10 g、牛膝 10 g、木瓜 10 g、生白芍 15 g、细辛 3 g、甘草 6 g;疼痛重者加全虫 6 g,蜈蚣 3 g;脾胃气虚者喝四君子汤。

第三节　临床应用

一、膝关节骨性关节炎

(一)背景

膝关节骨性关节炎又称退行性膝关节病,是一种慢性退行性关节疾病,其发病率在四肢骨关节病中居首位。本病在中年以后多发。国内外的初步调查显示,骨关节炎的总患病率约为 15%,40 岁人群的患病率为 10%~17%;60 岁以上则达 50%;而在 75 岁以上人群中,80%以上患有骨关节炎。目前,中国 60 岁以上人口已超过 1 亿,估计骨关节炎患者约为 5000 万。

中医学一般将膝关节骨性关节炎归属"骨痹""筋痹"范畴。《黄帝内经》对骨关节炎病因病理的主要阐述如下。

(1)感受外邪

《素问·痹论》:"风寒湿三气杂至,合而为痹。以冬遇此者为骨痹。"

(2)肝肾亏虚,筋骨失充

《素问·上古天真论》:"丈夫七八,肝气衰,筋不能动,天癸竭,精少,肾脏衰,形体皆极。"故出现腰痛俯仰不得,脚足萎弱,步履失如,手足拘挛,关节屈伸不利等。

(3)脾胃虚弱,四肢不用

《灵枢·本神》:"脾气虚则四肢不用,五脏不安",强调脾胃虚弱,化源不足,可致肢体失养而萎弱不用。

(4)津液不足

筋骨失濡,津液有充盈,空窍滑利关节,濡养骨髓作用。随年龄增长,可因津液摄取不足而致关节失濡,筋肌干枯,关节不利这与现代有关老年人关节软骨水分含量减少,胶原含量及骨骼肌的肌细胞内水分减少等研究一致。

(5)瘀水互积滞留关节

《黄帝内经》:"肾者水脏,主津液,诸湿肿满,皆属于脾;如膝骨关节炎出现的关节积液,与脾肾亏虚关系密切,气滞血瘀,日久瘀水互结,或合外邪,闭阻脉络。"

(6)体虚不固,外邪夹杂

《素问·长刺节论》:"病在骨,骨重不可举,骨髓酸痛,寒气至,名曰骨痹。"年老体虚,气血不足,腠理空疏,故老年性关节疾病均常挟感外邪。

(7)饮食不节

《素问·生气通天论》:"味过于咸,大骨气劳,短肌,心气抑;味过于辛,筋脉沮驰,精神乃央;是故谨和五味,骨正筋柔,气血以流,腠理以密,如是则骨气以精,谨道如法,长有天命。"

临床认为膝关节骨性关节炎的主要病理改变为两个方面:关节软骨退变、软骨下骨质硬化,滑膜绒毛肥大关节囊纤维化并挛缩游离体的形成关节内渗液与结节形成。国外学者认为膝关节骨性关节炎主要因为在关节软骨面上的应力增加。软骨退变与软骨下骨质硬化，这两种组织改变是紧密相连互为因果，最终导致膝关节骨性关节炎的发生。

膝关节骨性关节炎的发病原因发病机制目前没有完全清楚，治疗以对症治疗为主，方法包括中医治疗和西医治疗，然而常规疗法对骨关节炎往往无效，同时治疗疼痛和关节僵硬症状的药物制剂有时有严重的不良反应，外科手术治疗创伤大，患者恢复时间长，而且手术后常带来一些并发症等 而免疫制剂生物制剂基因治疗等还不是很成熟，未在临床广泛推广，而中医在治疗膝骨性关节炎方面具有深厚的理论基础和丰富的治疗手段。

(二)治疗方法

宫廷理筋术之九步八分法，患者仰卧，医者立于患侧 。以下手法，每周 2 次，10 次为 1 个疗程。

①按拿法治疗患肢：医者双掌叠按，由患肢髂前上棘至踝部顺次按拿 3 遍，按至酸胀为度。

②五指五穴法：医者一手屈曲的中指、拇指指端分别点按患肢髀关、伏兔，另一手屈曲的拇指、示指、中指指端分别点按鹤顶、内外膝眼、五穴，同时点按 30 s。

③点按足三里、三阴交法：一手拇指，另一手示指指端分别点按患肢足三里、三阴交，两穴同时点按 30 s。

④拿捏法治疗小腿：双手拿捏患肢小腿脾胃经共 3 遍，以酸胀为度。

⑤膝关节周围滚法:患膝周围施用滚法 1 min。

⑥捻法、分法、抖法舒理站立筋:进行 90 s。

⑦六指六穴法:两手相对,屈曲的拇指、示指、中指分别点按血海、梁丘、内外膝缝、内外膝眼,六穴同时点按 30 s。

⑧推髌屈伸膝关节法:两手环抱患膝,两拇指点按内外膝眼,余指托抱小腿,推髌屈伸膝关节 6 次。

⑨膝部归合顺散法:患膝周围施用归合顺散法 1 min。

（三）体会

宫廷理筋术具有轻盈与柔和的特点，谈笑间令病魔灰飞烟灭。若要学习此术，必拜师学艺，采取口传心授的方法，因此真正掌握它全部套路和心法者屈指可数。直到清末，作为当时仅存的绰班处御医，夏锡武和文佩亭在京师开诊，将绰班处的正骨学术思想以及手法、方药传于后世，这项技术才重见天日。宫廷理筋术的传承人刘寿山（1904—1980），自幼随舅父学习针灸，1923 年 19 岁的他拜文佩亭为义父，遂得真传。1958 年他正式受聘于北京中医学院，任东直门医院骨科副主任、主任医师。刘寿山对中医筋骨损伤学术造诣颇深，尤其对中医筋骨气血有独到见解，对软组织损伤的治疗更有独到之处，其正骨手法也别具一格，在继承了全部宫廷理筋术传统套路的基础上，将核心技法，即轻、柔、透、巧四字诀充分体现和发扬。在临床中，刘寿山擅长治疗颈肩腰腿痛等各种软组织损伤类疾病，特别是治疗关节急性扭挫伤，可谓手到病除。刘寿山毫无保留地将自己毕生的临床经验传予了后人，其门人有奚达、臧福科、孙呈祥、刘兴福、王英杰、孙树椿、康瑞廷等，他们现在都已是中医筋伤界的学术权威。

宫廷理筋术之九步八分法主要有以下几方面的作用：点穴开筋,膝寒痹不仁,不可屈伸,髀关主之,膝不能屈伸,不可以行,梁丘主之,膝中痛,取犊鼻,胫痛不能久立,湿痹不能行,三阴交主之。手法作用于患膝周围,通经活络,缓解痉挛,舒筋活血,消肿止痛,滑利关节,加速局部血液循环,改善关节腔内压力平衡,促进关节腔内容物组织的修复,促使无菌性炎症的消散与吸收,解除膝关节滑膜嵌顿,使膝关节的运动功能得到改善。九步八分法,特别注重肝肾与其所主筋骨气血的相互关系,肝主筋,肾主骨;脾主肉,脾胃为后天之本,阳明者,五脏六腑之海,主润宗筋,取三阴之经补之,手法调和脾胃肝肾经,可以补益气血,通经活络,强筋壮骨,手法标本兼顾,相得益彰,功专力宏。

二、冻结肩

(一)背景

冻结肩又称疼痛性肩关节挛缩症,是中年以后突发性的肩关节疼痛及关节挛缩症,好发于50岁前后,故又称"五十肩",祖国医学称为"凝肩"或"漏肩风"。中医学认为,本病属痹证范畴,是由于年老体弱,肝肾亏损,气血不足,筋脉失养,加之风寒湿邪以及劳累伤损因素所致。过去统称为肩周炎,1934年Codman首先使用"冻结肩"的诊断名词,以便把它和其他肩周炎疾病区分开来。本病确切病因尚不清楚,病理变化为一种多滑囊、多部位的病变,病变范围累及肩峰下或三角肌下滑囊、肩胛下肌下滑囊、肱二头肌长头腱鞘以及盂肱关节滑膜腔,同时可累及冈上肌、肩胛下肌及肱二头肌长头腱,喙肩、喙肱韧带。早期滑膜水肿、充血、绒毛肥大伴有渗出,后期滑膜腔粘连闭锁,纤维素样物质沉积。冻结肩的临床发病过程分为 3 个阶段。

(1)急性期

又称冻结进行期。起病急骤,疼痛剧烈,肌肉痉挛,关节活动受限。夜间痛剧,压痛范围广泛,喙突、喙肱韧带、肩峰下、冈上肌、肱二头肌长头腱、四边孔等部位均可出现压痛。X 线检查一般为阴性。急性期可持续 2~3 周。

(2)慢性期

又称冻结期。此时痛相对减轻,但压痛范围仍较广泛,关节功能受限发展到关节挛缩障碍,此时关节僵硬,梳头、穿衣、举臂托物、向后腰带等动作均感困难。肩关节周围软组织呈"冻结"状态。关节造影,腔内压力增高,容量减少至 5~15 ml(正常人 20~30 ml),肩胛下肌下滑囊闭锁,不显影,肩盂下滑膜皱襞间隙消失,肱二头肌长头腱鞘充盈不全或闭锁。关节镜检查,盂肱关节囊纤维化,囊壁增厚,关节腔内粘连,肩盂下滑膜皱襞间隙闭锁,关节容积缩小,腔内可见纤维条索及漂浮碎屑。本期可以持续数月甚至一年以上。

(3)功能恢复期

盂肱关节腔、肩周滑囊、腱鞘的炎症逐渐吸收,血供恢复正常粘连吸收,关节容积逐渐恢复正常,在运动功能逐步恢复过程中,肌肉的血供及神经营养功能得到改善,大多数患者肩关节功能可恢复到正常或接近正常。因此,冻结肩由于疼痛病程久,中老年发病率较高,影响日常生活,常常造成病人的困惑及医生的难办,治疗方法有保守(药物治疗、局部封闭等)和手术治疗,保守治疗疗效不确切,临床治愈率仅为30%,而手术治疗费用高,患者不易接受。其总的发病率统计不一,根据天津第一医学院高伦等对27个单位、3502名职工调查,肩周炎发病率为8.79%,且有逐年上升的趋势。50岁以上者占发病总人数的60%~88%。据笔者统计,冻结肩的发病率占我科门诊病人的30%以上。由于肩周炎的病因不明,因而肩周炎的治疗方法虽多,但针对性不强,应用也较乱,疗效难以比较。目前,常用的治疗方法有理疗、体疗、封闭、中药、外敷拔罐、针刺、激光、矿泉浴、TDP辐射等。理疗又分为超短波、微波、音频、红外线、间动电、电磁、电兴奋、电离子导入、超刺激电流疗法。针刺又分为温针、水针、火针、电热针、腕针、头针、耳针、群针、棒针、皮内针、小针刀等。这30多种治疗方法,散见于近千篇有关肩周炎的文章中,而且都认为自己的方法疗效显著、操作简便、安全可靠。正因为疗法多种多样,更说明尚未有满意、统一的治疗方案。冻结肩作为常见病和多发病,不仅严重影响公众的健康,而且还给家庭、社会带来沉重的经济负担。因此,寻找具有安全、费用低、痛苦小治疗冻结肩的新的方法就显得尤为重要和紧迫。

(二)治疗方法

1. 臂丛阻滞下行手法松解

取仰卧位,患肩常规消毒,由麻醉师进行臂丛麻醉,一般选择肌间沟麻醉,使患肩肌肉无痛但保持一定的肌张力,麻醉成功后,先令患肢上举至180°,以松解三角肌及盂肱关节的粘连,然后外展患肢以松解肩锁关节的粘连,再内收以松解肩胛胸壁关节的粘连。最后令患者坐位,使患者作后背动作以松解肱二头肌腱和肩锁关节的粘连。这是一个连续、缓和的被动过程,动作应轻柔,切忌粗暴。在此过程中,术者可以体验到有软组织撕开的感觉,同时可听到"咔嚓"声,此法反复进行多次,使肩部冻结的软组织充分松解。

2. 术后手法治疗

①患者仰卧位,术者一手扶住患肩,另一手握住其腕部或托住肘部,以肩关节为轴心作环转摇动,幅度由小到大。

②患者取坐位,术者用拿捏、按揉手法依次操作患肩,并点按肩井、天宗、肩内陵、肩贞、肩髃等穴,以酸胀为度。

③术者一手扶患肩,另一手握住患侧手腕,做肩关节的上举,反复10次,然后做患侧肩关节的内收、后伸及内旋的扳动,最后用搓法、抖法结束治疗。每日1次,10次为1个疗程。

(三)体会

该方法解决了臂丛阻滞下手法松解治疗冻结肩的关键问题,即粘连松解,具有较好改善肩关节功能和缓解疼痛的优点。

①本法所采用的臂丛阻滞方法不同于手术时的臂丛阻滞,其特色是患肩既无痛又要有一定的肌张力。采用该方法是对臂丛阻滞治疗作用的延伸和拓展。我们采用1.33%的利多卡因30 ml于肌间沟行臂丛阻滞,取得了较好的臂丛阻滞效果。

②臂丛阻滞下手法松解治疗冻结肩,在行关节粘连松解时,可听到粘连松解的声音。根据松解时的声音可判断关节粘连的情况,如听到"咝咝"的声音其粘连多为软组织粘连;听到清脆的响声,多为组成肩关节的4个小关节的粘连。

③根据人体生物力学原理和肩关节杠杆理论而运用新手法用于关节粘连的松解和松解后的治疗,克服了传统治疗方法中疗程长、痛苦大、安全性差的缺点。在粘连松解和术后治疗中运用抻法和拔伸法取得了较好的效果。

④是对传统肩周炎治疗原则的补充和发展。传统肩周炎的治疗原则为,初期疼痛较敏感者,采用轻柔手法在局部治疗,以疏通经络,活血止痛,改善局部血液循环,加速渗出物的吸收,促进病变组织的修复;后期患者或者感觉迟钝者,治疗以改善肩关节功能为主,可用较重手法,如扳法、摇法、拔伸等,并着重配合关节各功能位的被动运动,以松解粘连、滑利关节,促进关节功能的恢复。但冻结肩粘连重者,传统治疗原则已不适用。根据"筋喜柔恶刚""筋以柔韧为常""筋喜温恶寒""骨正筋柔"的原则,在施治中必须顺其生理,以柔治刚,切不可盲目粗暴,强拉硬扳。在整个冻结肩治疗过程,强调手法的轻柔以及恢复肩关节功能的重要性。

第三章　詹红生教授学术思想及临床经验

第一节　医家介绍

詹红生,主任医师、教授。第四届上海市名中医,第六批全国老中医药专家学术经验继承班导师,享受国务院政府特殊津贴。现任上海中医药大学、上海市中医药研究院教授、博士生(后)导师,骨伤科研究所所长,附属曙光医院骨伤科主任、主任医师,曙光临床医学院中医骨伤科学教研室主任。"中医骨伤科学"国家重点学科带头人,"骨伤科"国家临床重点专科和国家中医重点专科带头人。兼任中国中医药研究促进会理事、骨伤科分会副会长、手法医学专业委员会主任委员、世界中医药学会联合会骨伤科专业委员会副主任委员、中华中医药学会运动医学分会副主任委员、世界手法医学联合会常务副主席。主编全国中医院校本科生规划教材《中医骨伤科学》《中西医结合骨伤科学》《中医筋伤学》《中医气功学》、国家住院医师规范化培训规划教材《中医骨伤科学》、国家级视频公开课《随处可见的筋骨损伤》以及全国中医院校本科生首部《中医骨伤科学》慕课教材。承担各级各类科研课题48项，获得各类各级科技成果奖19项，申请专利12项(已授权8项)。发表学术论文193篇，出版学术著作12部(种)。培养博士生13名、硕士生27名。

第二节　临床思想

一、石氏伤科理论体系

(一)理伤要点

1. 气血并重，以气为主

通常治伤用"伤药"一各派各家沿袭相传的散剂或丸剂，多为活血化瘀药，而从内治的理论来说，石氏是"气血兼顾而不偏废"的，形体之抗拒外力，百节得以能屈伸活动，气之充也。血的化液濡筋，成髓养骨，也是依靠气的作用，所以气血兼顾而宜"以气为主"。不过积瘀阻道，妨碍气行，又当祛瘀，则应"以血为先"。今以新伤来说，一般的内伤，有时发作较缓，受伤后，当时或许不觉得什么，过后发作，对此类病情，治法多"以气为主"而予以通气、利气。倘为严重一些的外伤，如骨折、伤筋、脱臼等，其病态出现，其治就需"以血为先"而予以祛瘀、化瘀。"以气为主"是常法，"以血为先"是变法。

慢性损伤，即劳损，是伤力持久工作，不注意劳逸结合所致，因而伤及阳气，清代叶桂有"平息操持，有劳无逸……阳气大泄"之语，清代胡廷光《伤科汇纂》中说的"无形之伤"即属此证。劳伤是劳损之渐。《中藏经·第十九》云："劳者,劳于神气也;伤者,伤于形容也。"劳损之虚,已涉及元气之伤,可使经脉之气不及贯串,气血养筋之功,失其常度,故易见肩背酸痛,四肢疲乏,动作无力,进而腰酸、纳呆、头晕,甚至关节变形等症。盖脾胃为后天生化之源,主四肢;肝肾(包括命门)为先天元气之所系,主筋骨;先、后天是互相资益的。治疗宜固摄脾胃之气,调节肝肾之气,石氏前辈用补中益气汤加减,后定验方调中保元汤

2. 顾及兼邪,风寒痰湿

石氏对伤科"兼邪"施治尤多心得。兼邪是凡非本病,其发生不论前后,而有一个时期与本病同时存在。或者似伤非伤,似损非损,病者,果疑于似伤而来,医者,岂能混以为伤而治。兼寒湿盛的,用麻桂温经汤增损,或加草乌;兼郁怒的,用逍遥散加减;兼劳倦的,用补中益气汤出入;对一般的风湿留络,周身或四肢、颈项酸痛,常以牛蒡子与白僵蚕同用,效果良好,据此经验,后来发展成为牛蒡子汤,专治风、寒、湿伤筋入络之症。近年,又当注重世人多久坐少动、空调寒湿、食不厌精、内生痰湿、多欲多虑、抑郁焦虑,以及由此而暗耗阴液、内生生郁热、脏腑违和而成的诸多夹杂症,宜兼予顾及。

3. 治伤识人,调摄全身

以往就治于伤科者多为明显的急性损伤,损伤的有关征象,或骨折,或脱位,或瘀肿,或畸形,十分明显,多需紧急处理,即使是慢性伤病,亦多想方设法缓其痛楚。殊不知有时在明显伤病的表象下有着更为严重而不表现于体表的损伤,或原本体虚,气血

赢弱,伤重积瘀的同时,更虚其虚。因此,丹溪有医案,坠跌者因其
"脉散"而"补接为先",候"脉散渐收"后才用活血续骨方药。筱山
先生治老妪暑日髋部骨折,内服先予清化暑湿,继现气阴两虚的
征象,用移山参、西洋参等益气养阴为主。当前临床复合伤多,以
西医学诊断或影像学所见为诊断者多,前者当察全身,骨折脱位
外有否头颅内脏伤及神经血管伤,后者则当清楚病(西医诊断)—
治(药)。中间不可或缺的中医药内核——辨证分析所确定的证
型,否则施治难得良效甚或误治。对患者都应了解伤痛之外的纳、
饮、便、寐、经等,以及舌、苔、脉象,在通察其人的前提下取舍主次
设治方为合度。

(二)临证治略

1. 骨折与脱臼

骨折、脱臼乃伤科门中两大目也,宋代《圣济总录)曰:"人之
一身,血营气卫,循环无穷。或筋、肉、骨、节误致伤折,则气血瘀滞
疼痛。仓卒之间,失于调理,所伤不得完,所折不得续,轻者肌肤斌
肿,重者髀臼挫脱。"然则变见于筋骨之损折,之差脱,何以亦当从
内治骺臼之差脱,何以亦当从内治之法者。明代陆师道序薛氏《正
体类要》云:"肢体损于外,则气血伤于内,营卫有所不贯,脏腑由
之不和,岂能纯任手法而不求之脉理,审其虚实以施补泻哉。"夫
倾跌坠堕,重物压迮,强力拖拽,皆能使骨折、脱臼。明代王肯堂
曰:"伤折之轻重,轻者顿挫,气血凝滞作痛,皆当导气行血而已。
重者伤筋折骨,此当续筋接骨,非调治三四月不得平复。"清代陈
士铎曰:"已折之骨,凑合端正,用绳缚住,不可偏斜歪曲,收拾停

当,然后用内服之药。"脱臼亦复如是,清代《医宗金鉴·正骨心法要旨》曰:"若跌伤肘尖,向上突出,疼痛不止,用手翻其臂骨,令其合缝,其斜弯之筋,以手推摩,令其平复,虽即时能举垂,仍当休养为妙,若臃肿疼痛宜内服…外贴……"因此陈氏又曰:"内外夹攻,未尝不更佳耳。"其外治者,手法所以复其位,正其斜而理其筋,敷贴所以化其瘀,消其肿而止其痛,夹缚所以固其位而定其动;内治者,当主祛瘀和营,调气化滞,固筋壮骨。第人有勇怯,伤有轻重,积瘀而体盛者,宜先逐瘀而后调益;质弱形羸者,宜先调益而后祛瘀。留瘀不多,不宜妄施攻逐,气滞不结,何能乱投破耗。老弱者,刻刻顾其元气;质盛伤重者,骨续之后,终须调补肝肾,扶脾益胃收功。孙子曰:"兵无常势,水无常形。"予谓:医法亦然,知此则外伤内治之道思过半矣。

2. 伤筋

清代沈金鳌曰:"筋也者,所以束节络骨,绊肉绷皮,为一身之关纽,利全身之运动者也,其主则属于肝,故曰:肝者,筋之合。按人身之筋,到处皆有,纵横无算。"一旦扭、捩、撕、挫、蹉、蹩,则伤筋之候成焉。初受之际,当按揉筋络,理其所紊,内调气血之循行,以安其络,则可完复。若耽延时日,则筋膜干而成萎缩者,此血液槁也。属此之时,风、寒、湿三气之邪,每易入凑,是故忽之于始,多成伤筋挟邪之患,故兼邪之证,十居其七八耳。其治云何?若创伤较深,破筋绝者,当先于化瘀清热,创口敛后,则继以调理气血,以续筋膜之气。若筋伤挟感,则先治其表,兼利其筋,表彻后,则专治其筋。若筋膜血络扭蹩,新伤则当以化瘀通络,并以节制活动为要。如久延失治,络道阻碍,筋膜强硬,甚则增变,此血脉不荣于筋之故,当养血荣筋为主。若关节筋膜陈伤,不时反复,牵强酸楚,如留瘀未化者,仍以活血生新,舒筋通络。如病肢肉削形减,此气血大失所养故也,当以重补气血。若筋伤而风湿乘隙窃踞,则以祛邪和营利络为治。若伤筋而为寒邪痼蔽者,当以温经通阳和络为主。若筋伤络阻,肢节麻木者,此气血失于流周也,则宜活血行气宣络治之。其次随症所须,可以针刺、膏贴、温熨等,相辅施治,以平为期。是故筋之有关人身岂浅鲜哉。而伤筋之为病,其可忽乎,其治之严,可不谨耶。

按:伤筋是伤科临床极为常见的损伤,菇山先生指出:"初受之际,当按揉筋络,理其所紊。"施以必要的手法,另一方面,又"加以节制活动为要",做必要的固定,药物内服外治"则当以化瘀通络"。手法与固定两项,目前临床上仍未予充分的重视和认真的运用,仅以一纸药膏为治的并不鲜见。能按先生所述而做,才体现了中医中药治疗伤筋的特长,疗效当能提高。先生又述伤筋后各种变化的治疗原则及多种辅助治疗方法,强调"是故筋之有关人身岂浅鲜哉,而伤筋之为病,其可忽乎,其治之严,可不谨耶"。足见石氏对伤筋这一常见损伤的治疗是很重视的。俗所谓"伤筋动骨,一百廿日",也是把伤筋与伤骨等同看待,所以切不可以认为伤筋而未及骨仅是损伤轻症。因而治疗及调摄较为疏忽,致使其症日久不愈,或遗患于后。

"若耽延时日,则筋膜干而成萎缩者"与《黄帝内经》中的类似提法不同。《素问·痿论》曰:"肝气热,则胆泄口苦筋膜干,筋膜干则筋急而挛,发为筋痿。"其涉及范围更广泛一些,当然也包括损伤以后治疗失时所致。据笔者体会,在伤科范畴内,这一段内容所指的多数是积劳所致的慢性劳损,常见于腰背臀部的慢性劳损,而先生所说的是损伤失治而局部功能失用,如膝部伤筋以后,治疗及锻炼不当以致膝酸痛弱,筋络却牵掣强硬。至于"创伤较深,破筋绝者",石氏早年用化瘀清热内服、合祛腐生肌外用,如开放性骨折中提到的方药,目前多以现代医学方法扩创缝合,但在有些情况下,使用中药治疗仍有独特的功效。

伤筋与陈伤劳损、杂病的界限较难裁然划分,可把有明显损伤原因和个别按习惯作为伤筋、积劳或损伤已久的是陈伤劳损,兼有其他病因的则可归入杂病。

3. 内伤

内伤之候,本由外受跌扑,挫闪等为所伤之因,或气,或血,或经络、脏腑,为受病之属。气之与血,为治则之准。清代沈金鳌曰:"忽然闪挫,必气为震,震则激,激则壅,壅则气之周流一身者,忽因所壅而聚一处,是气失其所以为气矣,气凝何处,则血亦凝何处。夫至气滞血瘀,则作痛作胀,诸变百出。虽受跌受挫者,为一身皮、肉、筋、骨,而气既滞、血既瘀,其损伤之患,必由外侵内。"是故内伤之治,当原于气血也。《难经·二十二难》曰:"气留而不行者,为气先病,血壅而不濡者,为血而后病也。"因之,血伤难濡,气损少煦,责是故也。至于偏属气伤,偏属血伤,在乎临病审察。凡头身四肢,非属骨折、脱臼、伤筋者,俱以内伤名之。摭其治案,略陈梗概。头部受震,脑海震荡,始则眩晕呕吐,乃肝经症也,因伤而败血归肝之故。《灵枢·经脉》谓："足厥阴之脉挟胃,属肝络胆,与督脉会于巅。"缘肝经受病,随其循行之脉,而妨于胃,胃气上逆,故为呕吐晕,是属厥阴而及于阳明者也。初期治则,闭者开之,可投苏合香丸,逆则降之,如呕吐加左金丸或玉枢丹,随症选用;汤剂则以柴胡细辛、天麻钩藤汤等,疏肝理气,祛瘀生新,调和升降为主。日久稽留,因病致虚,乃由上虚所致。《灵枢·经脉》曰:"足少阴之脉,其直者,从肾上贯肝膈。"肝主血,肾主精,肝肾相通,当归一治,故久眩不瘥,当属肝而及肾,治则以补中益气或杞菊地黄及八珍汤等,随症加减。胸肋与胁肋内伤,成因皆由强力屏气所致为多。然胸肋之伤乃属于太阴经,症现胸满而痛,难于呼气。胁肋之伤,乃败血留于足厥阴经,胁肋痛胀,难于转侧,艰于吸气。故胁肋伤者,当调肝和营,以复元活血汤出入,若瘀结成形者,须加剔络之品;若胸肋伤者,当参以理气宣肺;若阳气沸腾,迫其阳络而溢者,须增入清降为宜。腰部内伤,当分新久,骤起者,多见于挫、闪、举重;久延者,总属积劳肾气亏损。故治法有别,一则以疏气和络,所谓脏病治腑,当开太阳之气化,一则以固肾育阴,培植下元之根蒂。至于会阴之物所触,尿道受损,小便带血,当通厥阴之气,分利清浊。睾丸致伤,每致瘀滞至结,当从化坚祛瘀为治,然则内伤正多,苟能触类旁通,可以应变无穷矣。

4. 陈伤劳损

陈伤劳损,非一病也。虽证有相似,而因出两端。陈伤之证,乃宿昔伤损,因治不如法,或耽搁失治,迁延积岁,逢阴雨劳累,气交之变,反复不已。证见四肢疏慵,色萎不荣,伤处疼酸,此乃病根不拔,故虽愈必发也。其所谓病根者,不外瘀结气滞,而气之所凝,必由血之所瘀,血之所结,必由气之所滞,气血互根,相为因果。故治当疏运气化,和营通络。如夹邪者,当求其所惑而治之。劳损者,劳伤之渐也。虽无伤损之因,由积累太过之劳,延久使然。清代叶桂曰:"劳力动伤阳气。"又曰:"劳伤久不复元为损。"伤气则气留不行,为气先病,气者,肺之主也。《中藏经》曰:"肺属气,气为骨之基,肾应骨,骨为筋之本。"《巢氏诸病源候论》曰:"肝主筋而藏血,肾主骨而生髓,虚劳损血耗髓,故伤筋骨也。""劳损见证:四肢少力,无气以动,筋骨关节酸疼、畏寒。兼邪者,类同痹证。"《病源》曰:"虚劳损血,不能荣养于筋,致使筋气极虚,又为寒邪所侵,故筋挛也。治同寒痹。"是故劳损者,伤于气而应于肺,至于肾而及于肝,合于筋骨,此劳损之源委也。至于其治,劳伤者,始从补中调脾,所以益肺也。劳损则仿经意"劳者温之"之义,以温养肝肾,复归元气取法。明代张介宾曰:"气不足便是寒。"劳伤阳气,以致阳气不足,而阳虚之症,无所不至,故治宜温阳扶元,因阳能生阴,气能统血,以奉春生之令,图复已损之阳。然温当有分寸,非一味温燥之谓也,如阴分素亏者,当扶阳毓阴;虚羸甚者,须温中兼补;损及奇经者,宜通调督任。劳伤阳络,辛劳引动,上溢咯血者,则非温药所宜,当予和营生新,顺气利络,以泄肺中热气。夫陈伤劳损之与内伤,乃同类异因,且二证患者甚多,每易忽略,故特拈出,另立其目,使学者,审变达权,不以证情沓杂而视为畏途,俾胸具灵机而证辨法立,临证化裁,能无得心应手欤。

5. 杂证附余

昔于孟今氏曾曰:"医道最可怪而又可笑者, 莫如内外分科, 不知始于何时何人?试人身不能外经络、躯壳、筋骨、脏腑以成人。凡病亦不外六淫、七情以为病。试问外科之症,何一非经络、脏腑所发,原无谓内外也。跌打损伤,可属外科似也,然跌打刀伤之顷,尚属外证,以后血溃气散,或血瘀气滞,仍属内科,盖人身只气血两端,终不能分内外也。惟望分业内外科者,仍合内外为一贯,而精深以求之。"鉴此,可知从事伤科者,焉得弃内科而不讲乎,惟"精深以求之"一语,当三复斯言。余平日诊治,每多杂病来就,一种似伤非伤,似损非损,病者,果疑于似伤而来,医者,岂能混以为伤而治,审视之后,多痹证之属也。故略说如下:凡周身体痛、骨楚、畏寒,当于痹证中求诸。如体寒者,《素问·逆调论》曰:"阳气少阴气多,故体寒。"此阳气不通故耳,当扶阳通卫。骨痛者,《灵枢·五邪》曰:"邪在肾则骨痛阴痹。"此肾真虚寒也,宜固益肾气。若皮顽不知痛痒者,《素问·痹论》曰:"皮肤不荣,故不仁。"此气血失养也,宜益卫和营。若风与湿并,发为热痹者,《素问·痹论》曰:"真热者,阳气多,阴气少,病气胜,阳遭阴,故为痹热。"当以清化为主。倘项、肩、胸、背、胁、腰、四肢等,筋骨疼楚,骨节欠强,须知肩背痛则兼肺经,腰背痛则兼肾经,胸背互换痛,须辨若气若痰,项连背而牵痛则兼督脉与膀胱之经。四肢之痛,先哲虽有以上肢痛,系手六经之病;下肢痛,系足六经之病。若不究病根所在,穿凿附会,反失之于泥。故有当别何经何络,亦有不必分经络而治,要在知其致病之因。《诸病源候论》曰:"由体虚受于风邪,风邪随气而行,气虚之时,邪气则胜,与正气交争相击,痛随虚而生。"而治法当辨虚实之异,内外之殊。气虚血亏乃其病本,挟风、挟寒、挟湿、挟痰是感邪之由。故或补、或通、或祛风、或散寒、或化湿、或消痰、或清络,孰先孰后,各随其所需而施治。至于零星杂症之案,亦略采数条,聊备一格而已。所陈肤末之见,虽未必尽契经意而无误,夕或因余之所误,而推之于无误,亦未可知。然不敢作高深之论,恐贻诮于方家。

(三)经效方药

1. 手法与固定

手法是外治的一个重要环节,多用于外伤筋骨方面。《医宗金鉴·正骨心法要旨》言:"夫手法者,谓以两手安置所伤之筋骨,使仍复于旧也。""故必素知其体相,识其部位,一旦临证,机触于外,巧生于内,手随心转,法从手出。"指出了手法运用的心得。伤科手法的临床运用,各家所使有所不同,但殊途同归、其理一致。石氏理伤手法,一般常以"十二字"为用:拔伸捺正、拽搦端提、按揉摇抖。其次用手绑扎固定的方法,似亦可附列于手法之内。

骨折,事前必须仔细比摸和视折审断。严重的,多成重叠或错乱,要仔细地"拔""伸",耐心按"捺"平"正",然后敷药,绑扎固定。脱臼上髃时,宜两手并用,左右分工,右手为主,左手为辅,摸清髃位,右手或"端"或"提",相机而行;左手也须随着相辅,或"拽"或"搦",都要稳而有劲,柔而灵活。伤筋,多注意于各个关节处,因为伤筋大多是扭捩而起、易伤筋膜。倘肿而不显者,往往复原较迟,以及骨折接续后期易于强硬,应适当地因人,因事及时运用"按""揉""摇""抖"等理筋手法。接骨前后须注意理筋,使其活动顺和,以符伤科"动静结合"的治疗原则。

这些手法的前提和后续是"摸"。摸是《正骨心法要旨·手法释义》的第一法:"用手细细摸其所伤之处,或骨断、骨碎、骨歪、骨正、骨软、骨硬、筋歪、筋正、筋断、筋走、筋粗、筋翻、筋寒、筋热,以及表里虚实,并所患之新旧也。先摸其或为跌扑,或为错闪,或为打撞,然后依法治之。"即使今天有多种影像学检查可资了解伤病性质与程度,但仍必须由摸而使之具体化,真正地了然于心,即所谓手摸心会,这才能正确地施以手法。治疗后是否复归于旧,也是依手摸才能断定。

绑扎固定,《医宗金鉴·正骨心法要旨》所谓"制器以正之,用辅手法之不逮",是体现手法成果的唯一手段。固定的重点应在"断端左近",用三条带缚,以"中心条带为主",缚时要适当压紧,两头可以较松,压紧的目的,使骨位不致移动。较松的道理,在使血气得以流通。尤其在近关节处,更宜注意其屈伸活动。一般长骨骨折与近关节处有别,根据情况,绑扎时或一端须超过关节。固定的要求是绑扎固定物与肢体匀贴,3 d后复诊时绑扎不松弛、不变样,否则难以达到固定的要求。

2. 针刺

通常所说的针灸,主要是针刺,这是中医治疗的重要手段。古今中医大家多善用针刺者,裘沛然教授是针灸大家,邓铁涛教授20世纪90年代所著的临床经验介绍中不乏间予针治的案例。石氏第三代执业"伤、外科,兼针科",脑气震伤案中"先针刺巨阙、风池",使由神昏得醒,而后用药。对闪腰岔气及劳损风湿等症,常针药并用。闪挫腰痛不可转侧,针肾俞及腰部阿是穴以宣泄腰脊经络间滞气,针后多能立即起坐活动,复外敷内服,以调气血,固腰脊,促使早日痊愈。针法为扶患者端坐,取针后持针向下,与皮肤成约40°,斜刺入,捻转提插,候得气后,再捻转提插数次,疾出针而不留针,针刺后局部用拇指按揉。再如落枕,可针风池、肩中俞以祛风通络,劳损风湿则多于患处就近取穴,徐徐用提插捻转,疏通气血。

3. 外用药

伤科外用药最具代表性的是膏药,各家都有承传的处方,膏药原药多呈黑棕色固体,称为"膏药肉",系处方诸药用油煎熬,药枯去渣再熬至滴水成珠,加入东丹,搅和静置,待其结块后收贮。使用时将其加热熔化成稠膏状,摊于布或纸上,贴在病损处。抑或先摊于布或纸上,待其干结收贮,临用时加温使稍得熔以贴。另一类常用的是敷药,诸药打粉用饴糖,或醋,或酒,或水,或鲜药,或凡士林,调和至适当稠度,摊在纸或布上贴用。外伤皮肉筋骨,损伤有定所,用散药或膏药直接贴在受伤的部位,使药性从外而入,或提而外泄之,或消而散之,有时比内服更易奏功。

(1)三色敷药

三色敷药

【组成】紫荆皮(炒黑)、黄金子(去衣,炒黑)各240 g,全当归、赤芍、丹参、牛膝、片姜黄、五加皮、木瓜、羌活、独活、白芷、威灵仙、防风、防己、天花粉各60 g,川芎、秦艽各30 g,连翘24 g,甘草18 g,番木鳖60 g。

【制备】上药研细末,和匀,用饴糖适量拌如厚糊,摊于纸上,加上桑皮纸一层,敷于患处。

【方解】此药中紫荆皮、黄金子用量较重,药物打成细末后这二味各为一包,其他药物合为一包,是三种不同颜色的药末,故名三色敷药。加一层桑皮纸是使药膏不致粘于肌肤而易更换,对骨折换药尤为合宜,且桑皮纸上可加薄层或护肤生肌,或清热化瘀,药膏以拓展应用。番木鳖一味是筱山先生加入的,增其息痛之力。

(2)伤膏药

损伤风湿膏

【组成】生川乌、生草乌、生南星、生半夏、生川军、全当归、黄金子、紫荆皮、小生地、苏木、桃仁、桑枝各 12 g,桂枝、白僵蚕、小青皮、广地龙、羌活、独活、川芎、白芷、川断、山栀、地鳖虫、骨碎补、透骨草、赤石脂、山甲片、杜红花、粉丹皮、落得打、白芥子、宣木瓜、苍术、乳香、没药、方八、甘松、山奈各 60 g,北细辛、生麻黄、广木香各 30 g。

【制备】上药配就、洗净后,切片或打碎,再用麻油 7.5 kg,将药浸入油内 7~10 d,然后入锅,文火煎熬,至药色枯为度。将药去渣滤清,再将油继续熬 2 小时左右,俟其滴水成珠,将锅离火,再加炒东丹 2.1 kg,徐徐筛入锅内,边筛边搅,膏成收贮。

阳和痰核膏

【组成】生麻黄 180 g、生半夏 120 g、生南星 120 g、白芥子 240 g、白僵蚕 240 g、大戟 240 g、甘遂 180 g、新鲜五代头草 5 kg、藤黄 90 g、火硝 60 g。

【制备】前七味用菜油 7.5 kg 浸 6~7 d 后捞起。菜油内入五代头草煎熬至枯,去渣,再入前七味煎熬,至枯后去渣。再熬至滴水成珠。加入藤黄、火硝,溶化后滤清。入炒黄铅粉 2.25 kg,搅和收膏,贮存备用。

【功效】消癥瘕,破积聚,化痰核,除肿痛。

【主治】瘀血或痰浊凝聚形成的肿胀结块,肢体损伤后远端的肿胀,流痰流注及一切痰核等证。

(3)掺药

按处方配药的复方细末(粉)剂,往往有芳香药物,成粉剂而不作其他处理,加于膏药或敷药上最能保持药效,与膏药或敷药发挥符合功效。石氏应用的有接骨丹、桂麝丹和黑虎丹。

接骨丹

【组成】生川乌 15 g、生草乌 15 g、生南星 12 g、乳香 9 g、没药 9 g、血竭 6 g、骨碎补 15 g、自然铜 18 g、腰黄 6 g、麝香 3 g、冰片 3 g。

【功效】活血散瘀,接骨续筋,消肿止痛。

【主治】一切损伤瘀肿疼痛,尤适用于骨折。

桂麝丹

【组成】麝香 9 g、肉桂 180 g、公丁香 9 g。

【功效】温经散寒,活血止痛。

【主治】一切损伤日久筋骨酸痛或风寒痹痛。

黑虎丹

【组成】炉甘石 30 g、五倍子 15 g、炙山甲 15 g、乳香 15 g、没药 15 g、轻粉 15 g、儿茶 15 g、梅片 7.5 g、腰黄 100 g、全蝎 15 g、

麝香 7.5 g、蜘蛛 18 g、蜈蚣 18 g。

【功效】祛瘀软坚散结，化痰消肿，解毒。

【主治】积瘀坚结成块，痰瘀交凝的疼痛，骨节粘着活动受限及无名肿毒坚硬疼痛者。

筋骨酸痛药水

【组成】生川乌 6 g、生草乌 6 g、生南星 9 g、香白芷 10 g、甘松 10 g、苏木屑 10 g、新红花 10 g、西羌活 10 g、片姜黄 10 g、山奈 10 g、生川军 10 g、威灵仙 10 g、樟脑 3 g、制乳香 10 g、炙没药 10 g。

【制备】上药切片或捣碎，用高粱酒、醋等量浸渍，10 d 后滤取去渣。

【用法】先用手掌揉搓酸痛局部，待其肌腹温热柔和，用药棉蘸药水涂擦患处，或先将药水稍加温后用药棉蘸药水擦患处，至肤热为度。

【功效】行气血，通经络，驱散风寒，除结止痛。

【主治】损伤以后或感受风寒所致的筋骨关节酸痛，肢节拘急麻木。

4. 内服治疗

（1）理伤接骨药

理伤接骨药用于筋骨损伤，即所谓伤药，都为散剂或丸剂，便于携带和服用，现代也用汤剂。

麒麟散

【组成】血竭 60 g、炙乳没各 30 g、制锦纹 30 g、地鳖虫 30 g、杜红花 60 g、当归尾 120 g、黄麻炭 45 g、参三七 15 g、自然铜（煅）

30 g、雄黄 24 g、辰砂 6 g、朱砂 3 g。

【制备】共研细末,和匀。

【服法】每次服 1.5~3 g,开水或黄酒送服。

【功效】散瘀消肿止痛,生新,理伤续断。

【主治】一切损伤,诸凡骨折、脱臼、伤筋等。

【方解】方中血竭,即麒麟竭。缪希雍《本草经疏》言"散瘀血,生新血之要药",本方取以为启,故定名曰"麒麟散"。没药功专散瘀,取其推陈,乳香调气活血,有设新之妙;大黄经制过后可使转峻攻为缓行;地鳖虫能祛附着之瘀血;红花、当归尾活血润燥;冰片性走窜,可引药直达伤处,兼散郁火。本方与七厘散、夺命丹、下瘀血汤三方相比较,所去者有桃仁、儿茶、骨碎补、麝香四味。所增者有黄麻炭、参三七、雄黄三味,因桃仁含油质,性黏,合成散剂后,容易结块,且方中活血药已不少,故去之。儿茶当时真伪杂生,难以辨别。骨碎补散瘀止血之效,不如黄麻炭和参三七,故易之。麝香性走窜,因方中已有冰片可使,本方不是用于急救,故换雄黄的解瘀毒更为必要。

新伤续断汤

【组成】归尾 10 g、地鳖虫 6 g、桃仁 10 g、泽兰 10 g、苏木 10 g、丹参 10 g、骨碎补 10 g、炙乳香 10 g、炙没药 10 g、玄胡 10 g、川断 10 g、煅自然铜 10 g、桑枝 10 g。

【服法】水煎温服,每日 1 剂。

【功效】活血化瘀,续断生新。

【主治】一切新伤瘀阻。

化瘀续断丸

【组成】当归尾 10 g、炙地鳖虫 6 g、炙乳香 10 g、炙没药 10 g、丹参 10 g、骨碎补 10 g、落得打 10 g、赤芍 10 g、留行子 10 g、川芎 10 g、防风 10 g、制锦纹 9 g、制南星 9 g、小生地 10 g、桑枝 10 g、川断 10 g、桃仁 10 g。

【制备】共为细末,水泛为丸,如绿豆大。

【服法】日服 6~9 g,温开水吞服。

【功效】活血化瘀,消肿止痛,接骨续筋。

【主治】骨折、脱位或伤筋初起,瘀阻肿痛青紫,活动受限。

【方解】骨折、脱位或伤筋的早期治疗以活血化瘀为先,本方大部分系活血化瘀之品。乳香、没药兼有辛香行气的作用,以助运化瘀血,其中落得打一味筱山先生平素应用甚多,据《药材资料汇编》(上海科学技术出版社,1958 年),市面上所售者科属不详,治跌损伤及金疮出血煎服捣敷均可,一说即《神农本草经》所载积雪草,能清热消肿。《中药大辞典》载有单方,用以外敷内服疗跌打损伤。防风善止痛,南星能散结消肿,二味相合,即《普济本事方》玉真散。用于"斗伤相打,内有上损之人"。桑枝达四肢,因为这类损伤以四肢为多见,用此为引药以达病所。与麒麟散相比,本方药力稍弱,但用治四肢的筋骨损伤仍称合度,又配制成药服用方便而颇有应用价值。

健筋壮骨丹

【组成】潞党参 10 g、炙绵芪 10 g、全当归 10 g、炒白术 10 g、炒川断 10 g、川独活 10 g、制狗脊 10 g、川芎 10 g、红花 9 g、骨碎补 10 g、伸筋草 10 g、五加皮 10 g、煅自燃铜 10 g、炙甘草 9 g。

【制备】共为细末,水泛为丸,如绿豆大。

【服法】每日服 9 g,饭前温开水吞服。

【功效】益气养血,健筋壮骨。

【主治】四肢骨折后期,气血不和,酸痛牵强不利。

【方解】本方系筋骨损伤后期的通用方。除了益气血,续筋骨之品外,又佐祛风通络之品。由于损伤之后气血不和易受风寒,增入祛风通络药物甚属合度。

活血舒筋丹

【组成】独活 10 g、寄生 10 g、川断 10 g、细辛 3 g、秦艽 10 g、茯苓 10 g、桂枝 10 g、防风 10 g、川芎 10 g、白芍 10 g、制川乌 6 g(先煎)、制草乌 6 g(先煎)、当归 10 g、生地 10 g、炙甘草 9 g。

【制备】共研细末,水泛为丸,如绿豆大。

【服法】每日温开水送服 3~9 g。

【功效】活血祛风,舒筋通络。

【主治】伤后关节牵强,酸楚麻木,动作不利。

【方解】这是独活寄生汤的加减方,去杜仲、牛膝、人参,加川乌、草乌、川断,此外以桂枝易桂心,关节筋络损伤后期,气血亏虚不运,风寒湿气逗留,独活寄生汤增删甚为恰当。症见酸楚动作牵强,多责之寒湿留注筋络,故加重祛寒湿、通经络之品,石氏多用川乌、草乌,以桂枝易桂心是更重通达四肢,川断替代杜仲则是以往杜仲药源紧张,且本方并不以腰脊痛为主,川断能通血脉,续筋骨就本方主治而言颇为合适。

理气止痛汤

【组成】柴胡10 g、枳壳10 g、香附10 g、青皮10 g、川楝子10 g、玄胡10 g、丹参10 g、广木香10 g、炙乳香10 g、炙没药10 g、路路通10 g。

【服法】水煎温服,每日1剂。

【功效】疏利气机,活血通络。

【主治】胸肋腰胁闪挫以后掣痛板滞,转侧活动不利。

理气止痛丸

【组成】归尾10 g、地鳖虫6 g、炙乳香10 g、炙没药10 g、制香附10 g、丹参10 g、玄胡10 g、枳壳10 g、泽兰10 g、制半夏9 g、生蒲黄10 g、血竭9 g、降香9 g、柴胡10 g、青皮9 g。

【制备】共研细末,水泛为丸,如绿豆大。

【服法】每日温开水送服6~9 g。

【功效】理气活血,通络止痛。

【主治】胸胁及背部内、外伤引起,疼痛胸闷,呼吸咳嗽牵掣,转侧活动不利,或外有局部压痛。

【方解】本方名为理气止痛丸,其实是理气活血病种。究其原因,气滞必有血瘀;另外,临床成药种类不可能过多,譬如胸胁损伤,一个病种即备偏重理气、偏重活血及气血兼顾的三种药,实际上不易做到,故往往选择较能通用的制备。方中柴胡为胸胁腰背损伤的常用药,既能疏利气机,又能引药透达病所。半夏化痰散结,因气滞血瘀则津失输布,停为痰涎,佐入化痰药就显得很有必要。诸理气药偏于破气降气,以利散滞结并善止痛,活血药乳没药,血竭既能善散瘀凝,止痛亦佳。因此本方既能理气活血以除病根,又有很好的止痛效果。

和管理气丸

【组成】全当归 10 g、炙绵芪 10 g、炒白术 10 g、制香附 10 g、青陈皮各 10 g、玄胡 10 g、云茯苓 10 g、川断 10 g、白芍 10 g、丹参 10 g、甘草 10 g、桑寄生 10 g、路路通 10 g。

【制备】共为细末,水泛为丸,如绿豆大。

【用法】每日温开水送服 6~9 g。

【功效】调和气血,疏利气机。

【主治】胸胁、背肋或胃脘内伤,治疗后疼痛减而未止,转侧活动牵掣。

【方解】本方用于损伤经治后症状改善的中后期,易理气化瘀为调和气血,并合扶益气血之品,故名为和营,相对来说,理气药仍稍偏重,冀疏运通达而症情得痊。

鲜金斛汤

【组成】鲜金斛 10 g、鲜生地 10 g、象贝母 10 g、黑山栀 10 g、茜草 10 g、竹茹 10 g、藕节炭 9 g、青蛤壳 9 g、茯苓 10 g。

【服法】水煎温服,每日 1 剂。

【功效】清肝火,泄营热。

【主治】胸胁损伤后吐血咯血,其量稍多,并有肝火偏旺症像者。

柴胡枯梗汤

【组成】柴胡 10 g、桔梗 10 g、升麻 10 g、玄胡 10 g、归尾 10 g、

地鳖虫 6 g、炙乳香 10 g、炙没药 10 g、丹参 10 g、泽兰 10 g、小蓟炭 10 g、牛膝炭 10 g、血珀 10 g、梗通草 10 g。

【服法】水煎温服,每日 1 剂。

【功效】活血祛瘀而止血,提壶揭盖以利尿。

【主治】少腹阴部挫伤肿痛,小溲不畅或有血尿。

柴胡细辛汤

【组成】柴胡 9 g、细辛 3 g、薄荷 9 g、归尾 10 g、地鳖虫 6 g、丹参 10 g、川芎 10 g、泽兰 10 g、半夏 9 g。

【服法】水煎温服,每日 1 剂。

【功效】祛瘀生新,调和升降。

【主治】头部内伤,昏迷苏醒后或无明显昏迷,头晕,头痛、嗜卧,泛泛欲恶。

天麻钩藤汤

【组成】天麻 10 g、白蒺藜 10 g、川芎 10 g、钩藤 10 g、赤白芍各 10 g、丹参 10 g、炙远志 10 g、枣仁 10 g、朱茯苓 10 g、当归 10 g。

【服法】水煎温服,每日 1 剂。

【功效】平肝宁神,和营止痛。

【主治】头部内伤后头晕胀痛减而未除,又兼目眩昏花、心悸不安、夜寐不宁等。

安脑宁神丸

【组成】明天麻 10 g、白蒺藜 10 g、杭菊花 10 g、嫩钩藤 10 g、潞党参 10 g、上川芎 10 g、炙黄芪 10 g、炒白术 10 g、杭白芍 10 g、大熟地 10 g、珍珠母 10 g、炙远志 10 g、生枣仁 10 g、新会皮 10 g、全当归 10 g、甘杞子 10 g、炙甘草 9 g、朱砂 3 g。

【制备】除朱砂外共研细末，水泛为丸，朱砂为衣。

【服法】温开水吞服，每日 6~9 g。

【功效】调益气血，养心安神，平肝滋肾。

【主治】头部内伤后期经治疗后症状有所改善，而头晕、目眩、耳鸣、心悸、寐艰等症尚未完全消除，或时发时愈。

【方解】头部内伤后期往往以虚证为主；或髓海不足以致肝阳偏旺，或脾虚气弱，运化不健，气血不易生化；或心血不足，神不守舍，而且往往是两种或几种情况的交错、并存。石氏从心、肝、脾、肾四脏着手，兼而顾之，对头部内伤后期的多数患者皆能运用。而且损伤后期，回复较慢，丸剂缓图，正合机宜。

（2）腰痛劳损药

损腰汤

【组成】当归须 10 g、制香附 10 g、杜仲 10 g、青皮 10 g、陈皮 10 g、狗脊 10 g、川楝子 10 g、玄胡 10 g、大茴香 10 g、桃仁 10 g、桑寄生 10 g。

【服法】水煎，温开水吞服，每日 1 剂。

【功效】理气通络，活血止痛。

【主治】闪腰岔气，腰痛转侧牵掣，俯仰活动不利。

固腰汤

【组成】当归 10 g、杜仲 10 g、狗脊 10 g、川断 10 g、补骨脂 10 g、独活 10 g、川芎 10 g、制草乌 6 g（先煎）、泽兰 10 g、牛膝 10 g、磁石 10 g（先煎）。

【服法】水煎,温开水吞服,每日1剂。

【功效】活血固腰止痛。

【主治】腰部受挫,疼痛重滞,活动受限,不能耐劳。

健腰定痛丸

【组成】制草乌6g(先煎)、杜仲10g、桑寄生10g、独活10g、玄胡10g、制香附10g、炙甘草9g、桃仁10g、青陈皮各10g、金铃子10g、八角茴香10g、川断10g、全当归10g。

【制备】共研细末,水泛为丸,如绿豆大。

【服法】每日温开水送服3~9g。

【功效】理气止痛,活血固腰。

【主治】损腰挫气,疼痛或酸楚,不得俯仰转侧。

【方解】《仙授理伤续断秘方》有定痛丸,由川乌、八角茴香、金铃子、威灵仙四味组成,"治腰痛不可忍。不问男子妇人室女老友,并皆治之"。本方在定痛丸的基础上化裁,以草乌易川乌,去威灵仙加入理气治血健腰之品。草乌辛苦大热,历代皆称"其气锋锐,宜其通经络,利关节,寻蹊达径而直抵病所"。《本草备要》说它"颇胜川乌"。《伤科汇纂》还联系治疗跌打损伤的实际情况,说:"凡风寒湿痹,宿痰死血,是其专司,跌打损伤方中亦有用者。昔富阳县吏,不问跌打闪挫,伤在何部,用白末药一小包,约重一二分,酒送服之,当即周身赶动,次日便愈,后有求其方者,乃草乌末也。"关于富阳县吏的例子也许有些过分,但用草乌治疗伤损而有效足为佐证,草乌治急性损伤有效当在于通经络治死血,而止疼痛。八角茴香温肾阳理气止痛,金铃子是理气止痛。原方中的威灵仙能祛风除湿,化痰涎,散癖积,原治通称的"腰痛不可忍"即不问新旧,自然合度。今石氏用于新受挫闪为主,故去之。新增的理气活血药物中,尤多理气通络之品,是针对闪挫气滞而设。腰痛一证,犹如明代王肯堂说"有风、有湿、有寒、有热、有闪挫、有瘀血、有滞气、有痰积,皆标也。肾虚其本也"。因此,方中合杜仲、川断、桑寄生等益肾健腰而主腰脊痛的药物,炙甘草一味既可调和诸药,尤能制约草乌之毒。全方以理气止痛为主,活血健腰佐之,主治挫闪腰痛。腰部的陈伤劳损也可的情应用。

腰背和营汤

【组成】当归 10 g、川断 10 g、独活 10 g、茯苓 10 g、狗脊 10 g、玄胡 10 g、炙绵芪 10 g、焦白术 10 g、陈皮 9 g、磁石 10 g(先煎)。

【服法】水煎,温开水吞服,每日 1 剂。

【功效】扶正和营,固腰脊。

【主治】腰背损伤后为时已久,仍有酸楚疼痛,劳作乏力。

地龙汤

【组成】地龙 10 g、当归 10 g、杜仲 10 g、续断 10 g、独活 10 g、香附 10 g、川芎 10 g、桃仁 10 g、制军 9 g、甘草 10 g。

【服法】水煎,温开水吞服,每日 1 剂。

【功效】理气活血,固腰通络。

【主治】宿伤腰痛。

固腰补肾丸

【组成】淡附块 9 g(先煎)、北细辛 3 g、生麻黄 10 g、全当归 10 g、炙地龙 9 g、杜仲 10 g、怀牛膝 10 g、炮姜炭 9 g、上官桂 10 g、大熟地 10 g、黄柏 9 g、制狗脊 10 g、制首乌 10 g、炙甘草 9 g。

【制备】共为细末,水泛为丸,如绿豆大。

【服法】每日温开水送服 6~9 g。

【功效】固腰补肾,温经散寒。

【主治】腰脊及髋臀部陈伤,经常酸痛或时时发作,牵连腿膝麻木,俯仰作不利。

【方解】腰脊髋臀的陈伤并不少见。损伤之后治疗及时而充分则不致成为陈伤。治疗不彻底则宿瘀未清彻,又易感受风寒。寒湿宿瘀胶凝互结,症情缠绵时作酸痛。治疗从扶正温运入手是图本以得根治的方法。病在腰,腰者肾之府,扶正必然益肾。本方附块、熟地、首乌及杜仲、狗脊等益肾固腰。温经散寒则集麻、桂、细辛,炮姜等共达辛温入肾之功。方中石氏用附块而不用习用的川草乌是要在固腰补肾为主。本方虽有熟地、首乌、黄柏等滋阴益肾之品,但全方总是偏于温运,目前这类病例中属于阴虚火旺者也不在少数,往往症见口渴咽干,小溲黄赤,如此则本方当非所宜。

牛蒡子汤

【组成】牛蒡 10 g、僵蚕 10 g、白蒺藜 10 g、独活 10 g、秦艽 10 g、白芷 10 g、半夏 9 g、桑枝 10 g。

【服法】水煎,温开水吞服,每日 1 剂。

【功效】祛风豁痰通络。

【主治】风寒痰湿入络,周身或四肢、颈项等部骨节酸痛,活动牵强。

调中保元汤

【组成】潞党参 10 g、大有芪 12 g、甜冬术 10 g、大熟地 10 g、淮山药 10 g、炙萸肉 10 g、川断肉 10 g、补骨脂 10 g、甘杞子 10 g、炙龟板 10 g、鹿角胶 10 g、陈珀 6 g、茯苓 10 g、甘草 9 g。

【服法】水煎,温开水吞服,每日 1 剂。

【功能】健脾胃,益气血,补肝肾,壮筋骨。

【主治】积劳损伤,肩项腰背筋骨酸楚,乏力体疲。

（3）对柴胡的应用

伤科内伤,石氏常用柴胡,"柴胡能升能降,因而得着一个和字;只要善于使用,不论病在上、中、下哪一部,都很适宜,真是治伤科内伤的一味有效良药"。一般都认为柴胡能升,也有人说只能升不能降,而主张能升又能降者则不多。石氏临床应用这味药的经验,认为柴胡味苦,性微寒而质轻,为足少阳、足厥阴（胆肝）两经的引经药,这是昔贤早已讲过了的。故在脏则主血,在经则主气,以之治脏,是血中之气药;以之治经,是气分之药。伤科的内伤,很多是属经脉之病,因病尚在经而未入脏,所以可以用它作为气分之药。按足少阳经的循行,是由上至下,足厥阴经是从下至上,柴胡既是这两经的引经药,故可以随经气的循行,通达上下。元代李杲首先主张,柴胡是有升又有降的作用的,认为用根酒浸可升,用梢可降。但据笔者平日应用体会,只要用之得当,不分根梢,都有同样效果。

柴胡用在阴气不舒（血滞）、阳气不达（气郁）之症,最为适当。因其性微寒而味苦,亦能清热。李杲认为"功同连翘",但同中有异。《本草备要》说："连翘治血热，柴胡治气热，为少异。"可见柴胡之用，以气为主，故清代陈士铎说："世人治郁多用香附，谁知柴胡开郁更易于香附也。"关于使用柴胡的宜忌问题，以明代张介宾所说"邪实者可用，真虚者当酌其宜"之语，最为确切。清代王士雄虽然最忌用柴胡，甚至喻作砒鸩，但也指出"血凝气阻为寒热者例外"。在伤科内伤患者的初期，除体质素亏者外，大都属有余之症，因此每多合辙。至于用量的多寡，一般自几分至二钱，制宜而使。若平素对柴胡反应较大的，用时亦应予以注意。

应用柴胡，一定要和其他方药配合，并不单味使用，如对头部内伤(脑气震伤)初期，常用柴胡细辛汤；胸、肋内伤，用复元活血汤或小柴胡汤；腹部内伤，用复元活血汤或小柴胡汤、金铃子散；会阴内伤，用柴胡桔梗汤等。

柴胡细辛汤，以柴胡为君，细辛为辅，治头痛脑伤；半夏为使，能降逆止呕，薄荷辛散以助之；再配以归尾、地鳖虫、丹参、川芎、泽兰等化瘀活血之品。盖欲其升也，先以降之；用柴胡是取其浊降清升，亦可谓"化瘀升清法"。

复元活血汤出于《医学发明》。李杲云："肝胆之经，俱行于胁下，经属厥阴、少阳，宜以柴胡为引用为君。"胸胁内伤用此方，以柴胡为厥、少二经行经之用，合逐瘀行血之品。

柴胡桔梗汤，亦以柴胡为君，桔梗专辅柴胡之升清，升麻助以散热，延胡索、乳香、没药等以止痛，小蓟炭、牛膝炭下行止血，当归尾、地鳖虫、泽兰、丹参合而化瘀，血珀、桔梗通利阴窍，散瘀治涩痛。盖欲其降也，必先升之。用柴胡是取其清升浊降，亦可谓"提壶揭盖"法。

二、问道石氏门下，传承发扬光大

1997 年，已经为人师、为人父的詹红生，决定再次求学深造，考取了上海中医药大学石印玉教授的博士研究生。在经历了 17 年的摸爬滚打之后，正式拜于石氏伤科门下，跟随石印玉老师研习骨伤理论和技术，并锁定慢性筋骨病损为主攻方向，坚持用中医学的思维和分析问题的方法认识现代疾病，以传统诊疗技术为基础，同时吸收现代新技术、新方法，开展临床诊疗和科学研究工作，并逐渐成长为新一代学科带头人。

作为上海石氏伤科第五代学术传承人，詹红生带领团队，始终坚持"传承和发展石氏伤科学术精华、培养和造就中医骨伤创新人才"的指导思想，以"临床为基础、科研为导向、教学为根本"的工作方针，以"筋骨健康到曙光、手法手术皆擅长"为工作目标，努力构建国际领先的骨与关节疾病一体化全程式诊疗服务模式，学科整体研究水平和临床服务能力居国内领先行列，在学界和群众心中享有盛誉。

以百年石氏伤科为基础发展起来的上海中医药大学附属曙光医院骨伤科，首批列入国家级非物质文化遗产项目，建有国家重点学科、国家临床重点专科和中医重点专科、国家级石氏伤科流派工作室、海派中医流派石氏伤科传承研究基地、上海市重中之重重点学科、国家和上海市石印玉名中医工作室、上海市詹红生名中医工作室，设有中医骨伤科学和中西医结合临床（骨伤方向)专业硕、博士学位授权点和博士后流动站,是全国重点专科骨伤科协作组组长单位。

研究成果主要有以下几点。

①系统整理研究治疗颈椎病技术——仰卧位拔伸整复手法,获上海市临床医疗成果三等奖,被国家中医药管理局列入首批中医临床适宜技术推广计划项目,在国内推广应用。CCTV4《中华医药》栏目分别于2010年2月3日和2012年7月27日进行了专题报道。

②根据石印玉教授提出的"骨错缝筋出槽、气血不通、筋骨失和"为退行性颈腰椎病发病关键病机的观点,建立无创伤性家兔颈椎退变病理模型,深入研究了手法及中药的作用机理,获浙江省科技三等奖。

③开展原发性骨质疏松症中医证候研究,系统研究并部分阐明了中药综合改善骨骼质量的细胞与分子生物学机制,获教育部提名国家科学技术奖自然科学一等奖。

④完善了体外培养破骨细胞骨吸收功能评价的技术方法,建立了相关的中药含药血清实验方法及其质量控制规范,获上海市科技进步三等奖。

⑤研究补肾、柔肝中药对软骨细胞生物功能的影响,阐释中药修复软骨损伤的生物学机制,获中华中西医结合学会和中华中医药学会科学技术三等奖。

⑥作为主要完成人之一,研制用于治疗骨质疏松症的第六类新药——芪骨胶囊(已获国家新药证书并转让),治疗骨关节病的新药怀珍养肝胶囊胶囊等中药制剂。

⑦从整体效应机制和局部微环境细胞与分子调控机制两方面入手、骨内与骨外机制结合,系统阐释"补肾壮骨"防治慢性骨与关节病损的主效应机制,获中华中医药学会科学技术三等奖、上海市科学技术三等奖、上海市医学二等奖。

⑧根据中医筋骨理论和临床研究实践,提出从筋论治膝骨关节炎的观点,拟定系列中药方剂,进行了系统的临床评价和作用机理研究,获得上海市中医药科技二等奖。

三、专注手法医学,精研脊柱整骨

自1991年开始跟随陈省三老师学习推拿手法以来,詹红生就迷上了这一古老而又神奇的技艺。进入骨伤科领域以后,在石印玉教授引荐下,又拜师于全国名中医孙树椿和国医大师韦贵康老师,学习到清宫正骨和八桂韦氏骨伤流派的独特手法,集多家手法之长,专注于脊柱整骨手法研究,致力于构建全新的脊柱手法医学体系。

基于中医学"筋出槽骨错缝"理论,分析认识颈椎病、腰椎间盘突出症等慢性脊柱病损发病的关键病机。通过全面系统研究,构建了脊柱筋出槽骨错缝临床评估指标体系,建立了静态和动态触诊技术规范,结合影像学测量,可以实现对脊柱筋出槽骨错缝定性、定位、定向评估。在此基础上,对各别整骨手法的作用特点进行对比研究,建立相应的标准操作规程(SOP),从而使手法治疗的精准度和重复性显著提高。

同时,作为一个完整的手法医学体系,在实施手法治疗之前,还应排除手法的绝对禁忌证，并区分出手法治疗的非最佳适应证，这样才能有效提高手法治疗的安全性和有效性。

四、致力慢病防控，倡导四以相和

根据《黄帝内经》"谨和五味，骨正筋柔，气血以流，腠理以密"的学术理论，结合慢性筋骨病损发病特点，提出"筋主骨从乃维系筋骨和合之本、筋为骨用是治疗慢性病损之策、肝肾脾同治可收筋强骨健之效、四以相和为保全筋骨健康之法"的学术观点。

落实到具体治法的四以相和，是指以塑造正确的饮食起居习惯为先导、以手法针灸理疗施于外、以药物饮食调治达于内、以合适的自我导引练功贯穿于始终，4个方面调和运用、有机组合、综合治理，才能有效防治慢性筋骨病损，保障筋骨健康。

根据《易经》泰卦象辞"天地交而万物通，上下交而其志同"之奥旨，詹红生将这种全新的干预模式命名为"泰生疗法"，是取天地交泰、阴阳和合之意。同时，汲取多家导引吐纳功法之长，根据自己多年的练功体验，创编"泰生导引八法""强筋健脊功""七支太极养生法"等功法，广为传播，受到百姓赞誉，致力于慢性筋骨病损和脊柱源性疾病防治研究、中医药临床评价方法学研究及中医药养生文化和技术的传播。

● 探索阶段

手法配合药物治疗颈椎后纵韧带骨化 10 例

赵宁建　宁夏银川市中医医院　750001

詹　凌　宁夏邮电职工中专学校　750002

关键词:颈椎后纵韧带骨化;手法治疗;药物治疗

　　后纵韧带骨化(OPL)是一种原因未明的病理现象,其在组织病理学表现为脊柱后纵韧带的异常增厚及骨组织形成,在放射影像学上则表现为位于椎体或椎间隙后方有条索状或斑块状高密度区。以颈椎者最为多见,胸椎和腰椎部位虽也有发生,但相对较少。笔者 1994—1998 年采用手法配合药物治疗颈椎后纵切带骨化 10 例,取得满意疗效,兹报道如下。

1　临床资料

　　本组 10 例中,男性 8 例,女性 2 例;年龄最小者 27 岁,最大者 60 岁,平均年龄 43.5 岁。10 例中,C2-6 有 1 例,C3、4、5 有 5 例,C4、5、6 有 4 例, 其中 2 例有过敏性鼻炎史,3 例有慢性咽炎史,其余均有反复上呼吸道感染史,全部或者均伴有颈部浅表淋巴结肿大。其诊断标准以颈椎 X 线侧位片示各种骨化阴影为依据。

2　治疗方法

2.1　手法治疗

患者坐位,医者立于病人背后,分别按揉风池、天柱、南并肩、曲池、合谷等穴,然后用滚法于患者的项背及上肢,反复拿捏双侧颈项,使其肌肉放松;在患者充分放松下,施以左右侧扳法不必强求弹响最后用拇指弹双侧项韧带及斜方肌,同时嘱患者做慢性有节律的头部前屈、后伸、左右侧屈及左右旋转的运动每日 1 次,10 d 为 1 个疗程。

2.2　药物治疗

采用大黄盛虫丸(由熟大黄、土鉴虫、水蛭、蛇虫、蛴、干漆、桃仁、苦杏仁、黄芩、地黄、白芍、甘草组成),每丸重 3 g,每次 1 丸,每日 2 次。服药期间,忌辛辣。

3　疗效标准与治疗结果

3.1　疗效标准

显效为症状消失,颈椎 X 线侧位片示骨化阴影消失。有效为症状消失颈椎 X 线侧位片示骨化阴影减弱。无效为症状未消失,颈椎 X 线侧位片示骨化阴影未变化。

3.2　治疗结果

经过治疗,10 例中有 3 例症状消失, 颈椎 X 线侧位片示骨化阴影消失;6 例症状消失,颈椎 X 线侧位片示骨化阴影减弱;1 例症状未消失,颈椎 X 线侧位片示骨化阴影未变化。总有效率 90%。

4 典型病例

汪某,男,30 岁,就诊时间 1997 年 12 月 20 日。主诉:头痛、头昏 2 年余,加重 1 周。患者 2 年前无明显诱因出现头痛、头伴颈项疼痛。在外院以"颈椎病"诊治,虽经理疗、按摩、针灸等治疗颈项疼痛有所缓解,而头痛、头晕未减,近期因诸症加剧而来我科诊治。现患者头痛、头昏,时有恶心,伴颈项疼痛,舌质淡暗,首薄,脉弦,既往有过敏性鼻炎史,查双侧方肌僵硬,颈项广泛压痛,颈项活动范围正常,击顶试验(±),臂丛牵拉试验(±),颈椎 X 线侧位片示 C3、4、5 有骨化阴影。诊为颈椎后纵韧带骨化,经上述方法治疗 20 次而痊愈。

5 讨论

后纵韧带骨化是一项最近认识的颈椎疾患, 它在颈椎 X 线侧位片上表现为紧贴颈椎后缘的,具有各种表现的骨化阴影。此病多见于东方人,少见于白种人。整个颈椎都可发病但以 4、5、6、7 最多,有连续、间断、孤立、混合 4 型(如下图),同时可向纵的方向和水平方向发展。由于后纵韧带骨化,形成椎管内占位性病变,使脊髓容易被压,极易被误诊。此病大多由于患者反复上呼吸道感染失治或误治,炎症波及颈项,使后纵韧带充血、水肿、缺血、缺氧,酸性产物增多,钙盐沉积于后纵韧带而形成。笔者通过手法可以刺激脊柱交感链传导到交感神经中枢,反射地使交感神经紧张

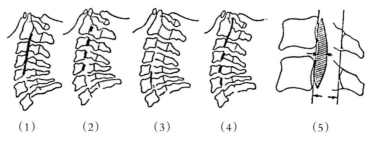

（1）连续型　（2）间断型　（3）孤立型　（4）混合型
（5）后纵韧带骨化后椎管变狭示意图

颈椎后纵韧带骨化 X 线示意图

度降低,血管扩张,改善椎动脉血供,改善颈、肩、背部的血液循环,同时辅以活血化瘀,软坚散结的大黄蟅虫丸治疗,使炎性反应吸收,硬化的韧带软化而收效。由于后纵韧带骨化而易形成椎管内占位性病变,因此,手法应以轻柔为主,切忌粗暴。

参考文献

［1］　裘法祖,孟承伟,等. 外科学［M］. 北京:人民卫生出版社,1998:850-853.

［2］　岑泽波,吴诚德,等. 中医伤科学［M］. 上海:上海科学技术出版社,1983:
　　　　190-193.

关节松解术配合手法治疗肩周炎 45 例

赵宁建,张　敏　宁夏银川市中医医院　750001

摘　要:采用关节松解术一次性松解肩关节粘连,同时配合手法治疗肩周炎 45 例,总有效率 99%,提示本方法对改善肩关节功能障碍方面具有独特之处。

关键词:肩凝症/针灸疗法;按摩疗法(中医);手三里;合谷;曲池;肩髃

1　临床资料

本组 45 例,男性 15 例,女性 30 例;年龄最小者 40 岁,最大者 65 岁,平均 52.5 岁;病程最短者 1 个月,最长者 2 年,平均 12 个月。全部资料中,肩部疼痛 45 例,其中 30 例自觉肩部疼痛,15 例疼痛影响睡眠且伴不能向患侧卧;压痛 45 例,其中 20 例肩部有广泛的压痛,25 例肩峰下及喙突下方为甚,牵拉肩部可引起剧烈疼痛;功能障碍 45 例,全部患者均伴有不同程度的肩部上举、内收、外展功能障碍;X 线片显示,45 例均无肩部骨折及脱位。其诊断以国家中医药管理局发布的《中医病症诊断疗效标准》为依据。

2 治疗方法

①关节松解术,患者仰卧位,医者点按肩髃、曲池、合谷、手三里等穴,在患者充分放松的情况下,一助手固定患者双下胶,术者双手紧握患肢向上牵拉至功能障碍位时快速使患肢被动上举180°,此时可听到粘连被撕开的嚓嚓响声,然后使患肩恢复至中立位,术后可令患者休息 1~2 d。

②手法治疗:在行关节松解术后予以手法治疗。患者坐位医者立于病员患侧,摩、按、揉患肩,反复拿捏三角肌、冈上肌等注意用力柔和,使肌肉尽可能放松;同时弹拨肱二头肌短头,三角肌,背阔肌腋缘。在患者充分放松的情况下,做肩关节的内收,外展,内、外旋转,以病员能忍受内度,点按肩解肩前、肩贞、天宗曲池、合谷等穴后用搓法或抖法结束治疗, 手法治疗每天 1 次,10 d 为1 个疗程。

3 疗效标准

痊愈:症状体征消失,功能恢复同健侧。显效:疼痛消失,无压痛,上举达 135°以反手能摸到腰 5 棘突以上,但功能不能完全同健侧。无效:疼痛、压痛改善不明显,功能障碍同治疗前。

4 治疗结果

痊愈 32 例,(占 70%),显效 12 例,无效 1 例,总有效率 99%,其中对于肩关节的功能障碍在治疗前与治疗后相比,具有显著疗效,详见下表。

治疗前后对比

例数	上举(★)	内收(★)	外展(★)
	1(<20°)	1(<10°)	1(<10°)
治疗前	19(60°~90°)		20(20°~30°)
	25(90°~110°)	44(20°~30°)	25(<60°)
	1(<20°)	1(<10°)	1(<10°)
治疗后	12(>135°)		
	32(180°)	44(45°)	44(>90°)

注:(★)为肩关节功能活动范围,$P<0.01$

5 病案举例

王某,女,60岁。1996年12月5日初诊。主诉左肩疼痛,伴功能障碍3月余,患者3月前因夜卧受凉致左肩疼痛,放射至上臂及前臂,昼轻夜重,同时伴上举困难、内旋背伸、内收和外展活动受限,曾在外院行肩周封闭针灸、理疗等无效,遂来我科治疗。查左肩部广泛压痛,患肢上举仅60°诊为肩周炎,经上述方法治疗10次而痊愈。

6 讨论

①肩周炎为中老年人的常见病,初期以疼痛为主,后期因肩粘连而致患肢功能障碍给病员生活工作带来诸多不便,由于患肩的炎性反应而致局部充血、水肿、缺血、缺氧、酸性产物增多及钙盐沉积而致韧带钙化,同时功能障碍加之血运不畅而易引起肌肉

萎缩,给治疗带来困难。

②笔者通过关节松解结合手法治疗肩周炎,是通过关节松解术造成肩关节重新创伤,复经手法使创伤重新修复。关节松解术使关节粘连得以解除,辅以手法达到疏通经络,活血化瘀,促进肩周局部血液循环,改善局部组织代谢,促进炎症的吸收,加速了损伤组织的修复。在行关节松解术时,必须详细询问病员的血压、心脏情况,是否有外伤史,必要时可摄肩关节正位片以排除;同时坚持主动的功能锻炼,避风寒也是预防肩周炎的发生及复发的有效方法之一。

● 传承阶段

川芎嗪配合手法治疗颈源性头痛 42 例

马　坚,赵宁建　宁夏银川市中医医院　750001

摘　要:目的:观察活血祛瘀类中药配合手法治疗颈源性头痛的疗效。方法:采用口服川芎嗪片配合手法治疗本病 42 例。结果:治愈 38 例,总有效率 97.62%。提示：本方法对本病有缓解症状,改善颈项部活动功能和椎动脉供血不足的功效。

关键词:头痛;丛集性/中医药疗法;活血祛瘀剂/治疗应用;川芎嗪/治疗应用;按摩/治疗应用

颈源性头痛是由颈枕部或及肩部组织的器质性或功能性病损所致的以同侧头痛为主的一综合征。笔者采用川芎嗪片口服配合手法,治疗颈源性头痛 42 例,疗效满意,现报道如下。

1　临床资料

本组 42 例,男 12 例,女 30 例。年龄最小者 19 岁,最大者 60 岁,平均年龄 39.7 岁。病程最短者 2 d, 最长者 9 年。全部病例均拍摄 X 线片或颈部 CT,做颈动脉超声多普勒检查。全部病例均有不同程度的头痛,以枕部疼痛及颞部疼痛、颈项部疼痛为多见,耳下方颈椎旁及乳突下后方有明显压痛, 并可放射至颞部或枕部，颈部活动受限。X 线摄片报告，颈椎生理曲度变直、椎间隙变窄者 21 例，椎体边缘骨质增生者 32 例，椎间孔形态异常者 19 例，颈椎间盘突出者 9 例；颈动脉超声多普勒检查，31 例有椎动脉供血不足。

2 治疗方法

药物治疗口服川芎嗪片 50 mg /片，1 次 2 片，每日 3 次。

3 手法

患者坐位，采用轻柔滚法，一指禅推法在患侧颈项部及肩部治疗，配合头部活动，再用拿法提拿颈项及肩部或弹拨紧张的肌肉，使之逐渐放松，时间约为 6~7 min。然后点压风府、风门、肩井、天宗各穴，每穴 1 min。医者一侧拇指自上而下寻找患侧偏歪棘突及压痛点，顶住偏歪之棘突，另一手拇指自后而前抵住另一后结节或下关节突，运用短杠杆微调手法对错位的椎间关节进行整复。医者用拇指在患者风池穴附近（枕大神经根处）寻找压痛点，运用一指禅手法由轻而重点压压痛点，若患者自觉有酸胀或微痛感传向头痛部，则效果更佳，时间约 5 min，若双侧头痛，则用同法治疗双侧枕区。后用搓法、擦法、拍法结束治疗。手法治疗每日 1 次，6 次为 1 个疗程。

4 疗效标准

临床治愈：头痛症状、枕后压痛消失，功能无受限，恢复正常工作和生活。有效：疼痛和功能明显改善，生活紧张，休息不佳时有头痛现象，枕区压痛存在。无效：治疗 2 个疗程，症状和体征无任何改变。

5 治疗结果

1 个疗程，临床治愈 18 例；2 个疗程，临床治愈 20 例，有效 3 例，无效 1 例。总有效率 97.62%。

6 讨论

自 1991 年 Sjaasted 首次提出颈源性头痛的概念后，迅速得到众多学科专家的重视，近年来，随着对颈神经的解剖及其末梢的中枢传入机制的研究，以及对颈椎间盘退行性变引发无菌性神经根炎的机制取得的研究进展，不断加深了对颈源性头痛发生机制的认识。第二颈神经的后支分出的内侧支与来自第三颈神经的纤维共同组成枕大神经、枕小神经和耳大神经，这些神经是传导颈源性头痛的主要神经。第一、第二、第三颈神经离开椎管后大部分路径在柔软的肌肉内，软组织的炎症、缺血、损伤、压迫都会影响神经的功能，引发颈源性头痛。颈椎间盘退行性变或发生骨质增生，使椎间孔变形，椎间孔受到侵犯，颈椎间盘突出，椎间盘物质释放直接引起无菌性炎症、水肿导致神经根炎，可造成疼痛和神经功能障碍，这也是部分患者发生顽固性颈源性头痛的机制。同时，颈神经根特别是其腹侧的运动神经根受到压迫或炎症侵袭时可引起反射性肌肉痉挛，持续肌肉慢性痉挛引起组织缺血，代谢产物聚集于肌肉组织，其终末产物直接刺激在软组织内穿行的神经干及神经末梢产生疼痛，这是青少年颈源性头痛的常见原因。笔者根据患者病变的具体情况，有针对性地进行治疗，应用推拿手法使患者颈肩部肌肉、神经松弛，对错位的椎间关节做到轻巧准确的整复，解除软组织损伤、粘连，使之恢复到原来的力学平衡，再行一指禅点压枕大神经根（风池穴），解除神经根局部粘连，消除无菌性炎症。口服川芎嗪片，有助于改善椎动脉供血不足，减轻疼痛症状。采用此综合方法，可明显缩短治疗时间，提高治愈率，值得推广。

参考文献

［1］ 李义凯，钟世镇.颈源性头痛有关的神经解剖学分析[J].中国中医骨伤科杂志,1996,4(5):54-55.

［2］ 韦英才.经筋疗法治疗偏头痛 68 例 ［J］.陕西中医,2002,23(10):931-932.

［3］ 冯金升，杨伯学，张丽华，等.颈源性头痛的探讨［J］.颈腰痛杂志,2001,22(3):263-264.

［4］ 冯金升,李义凯,邹建荣,等.颈源性头痛的诊断和治疗[J].中国脊柱脊髓杂志,2001,11(1):45-46.

［5］ 李仲廉.临床疼痛治疗学 ［M］.天津：天津科学科技出版社,1999:270-276.

［6］ 黄建国，蔡永峰.牵引推拿治疗颈椎病 100 例[J].陕西中医,2003,24(12):1072-1073.

● 发展阶段

川芎嗪配合手法治疗颈源性眩晕 50 例

赵宁建,马　坚　宁夏银川市中医医院　750001

摘　要:目的:观察活血祛瘀类中药配合手法治疗颈源性眩晕的疗效。方法:采用口服川芎嗪片配合手法治疗本病 50 例。结果:总有效率98%。提示:本方法对本病有缓解症状,改善椎动脉供血不足的功效。

关键词:眩晕/中医药疗法;活血祛瘀剂/治疗应用;川芎嗪/治疗应用;按摩/治疗应用

笔者自2000 年以来,采用口服川芎嗪片配合手法治疗颈源性眩晕 50 例,疗效满意,现报道如下。

1　临床资料

本组 50 例,男 30 例,女 20 例;年龄最小者 28 岁,最大者 60 岁,平均年龄 44 岁;病程最短者 7 d,最长者 11 年。

2　治疗方法

药物治疗口服川芎嗪片,50 mg/片,1 次 2 片,每日 3 次。手法,推颈背:患者取坐位,医者先用四指推法沿颈椎棘突及其两旁,自上而下往返推 3~5 遍,手法柔和、着实,然后用法向肩峰处沿肩胛冈上缘向大椎穴,左右各 3~5 遍;再按揉缺盆、肩井、天宗及颈背部压痛点,每穴 0.5 min,以患者局部有明显酸胀感为度。分拨理筋:寻找颈椎后关节及横突周围条索状、结节样压痛处,先以垂直肌纤维方向弹拨,再顺肌纤维方向理顺数次。牵引正骨:先做颈椎托肘拔伸牵引 30 s,然后使患者颈部前屈,医者一手拇指顶推偏歪的棘突,另一手托住患者下颌,施颈椎旋转扳法整复失稳之关节。按揉头面:医者依次按揉印堂、太阳、头维、百会等穴,每穴 0.5 min,以患者有局部明显的酸胀感为度,然后双手五指分开,拇指按在风池穴,其余四指沿头的两侧由前向后梳理 5~10 遍,最后拿五经、拿风池、拍肩背部结束治疗。以上手法治疗每日 1 次,12 次为 1 个疗程。

3 疗效标准

参照国家中医药管理局颁布的《中医病症诊断疗效标准》。痊愈:眩晕及相关症状与体征消失,恢复正常生活,X 线片示颈椎生理弧度正常,TCD 数值正常。显效:眩晕基本消失,偶因疲劳后在颈部活动时出现短暂性眩晕,遗留较少的相关症状与体征,不影响日常生活,TCD 数值接近正常。好转:眩晕发作次数减少,程度减轻,遗留部分相关症状与体征,对日常生活稍有影响,X 线片征象有改善,TCD 数值有好转。无效:治疗前后症状、体征、X 线片、TCD 无变化。

4　治疗结果

治愈 30 例,显效 15 例,好转 4 例,无效 1 例,总有效率 98%。

5　讨论

颈性眩晕是中老年人的一种常见疾病,以眩晕、恶心、呕吐甚至猝倒为主要症状。国内有文献报道,在 50 岁以上头晕患者中,约 50% 为颈性眩晕,表明眩晕与椎动脉型颈椎病关系密切。目前认为,引起颈性眩晕的主要发病机制在于两个方面:颈交感神经机能亢进和机械压迫因素。这两方面原因作用的结果直接或间接对椎动脉造成痉挛或压迫,血流量减少、管腔狭窄、脑动脉供血不足,导致眩晕的产生。而颈椎病变,无论是软组织或骨关节、椎管内或椎管外,均有可能使交感神经受到刺激而致功能亢进,通过椎动脉丛使椎动脉收缩痉挛,引起椎-基底动脉供血不足,最终导致前庭迷路缺血,产生眩晕症状。根据颈椎解剖生理和颈源性眩晕的病理特点,本组全部病例均予口服川芎嗪片配合手法治疗,其目的在于缓解对颈交感神经的激惹,解除椎动脉痉挛,改善血运,促进血循环,增加大脑的有氧灌注。川芎嗪(Tet ramet hylpyraze,TMPR)是中药川芎(Ligsticum wallichil Franch)所含的主要生物碱,具有抑制血小板聚集、扩张血管等作用,川芎嗪还能调节血栓素 A2(TXA2)与前列环素(PGI2)的平衡,抑制内皮素的产生,从而达到扩张血管,增加脑缺血区域的血供。

推拿手法具有松解颈肩部痉挛的肌群,恢复颈椎正常生理曲度和稳定性。药物和手法相结合,从而达到改善椎-基底动脉系统的血管舒缩功能,加强血管顺应性,减少脑血管阻力,促进血液灌注,增加脑血流供应。

参考文献

[1] 尹锦绣,成巍.颈椎冲击器结合头面部推拿治疗颈性眩晕55例疗效观察[J].颈腰痛杂志,2004,25(3):183-185.

[2] 胡军,吴嘉容,沈国权.手法对颈本体觉紊乱眩晕头颅空间回复能力的作用研究[J].按摩与导引,2004,20(3):7-9.

[3] 孙宇,陈淇.第二届全国颈椎病专题座谈会纪要[J].中华外科杂志,1993,31(8):472.

[4] 杨正.推拿结合中药口服治疗颈性眩晕的疗效观察[J].中华推拿疗法杂志,2003,2(3):31-32.

[5] 孙海燕,贾连顺,陈宣淮,等.川芎嗪对大鼠脊髓损伤后神经功能恢复作用的研究[J].颈腰痛杂志,2004,25(6):395-398.

[6] 郭准.针药结合治疗颈性眩晕42例[J].陕西中医,2002,23(3):266.

斜扳手法治疗腰椎横突综合征 50 例

赵宁建,马　坚,梁建高　宁夏银川市中医医院　750001

摘　要:目的:观察斜扳手法治疗腰椎横突综合征的疗效。方法:采用改良腰椎斜扳手法(腰椎斜位扭转和滚、按、揉手法)治疗腰椎横突综合征 50 例。结果:总有效率 100%。提示:本方法对本病有松弛肌腱,促进血供,镇痛消炎的功效。

关键词:腰痛/按摩疗法;肾俞;大肠俞

1　临床资料

50 例患者均系本院收治的门诊病人，男性 22 例，女性 28 例;年龄 14~52 岁,平均 33 岁;病程 7 d~2 年;左侧 20 例,右侧 25 例,双侧 5 例。

2　治疗方法

改良腰椎斜扳法,患者侧卧向上,操作者立于其面前,令患者下侧下肢轻度屈髋,上侧下肢屈膝屈髋,踝部搁置于下侧下肢膝部,然后牵拉下侧下肢使其处于伸直位。同时一手抓住患者下侧肩部向前移动,使脊柱绕其纵轴向后旋转,当手指触及 L2 棘突间隙发生扭动而 L4 棘突下间隙尚无扭动时,操作者肘部扳压患者臀部的患侧扭转至极限,同时适时突发有控制的扳动,推扳肩部、臀部,并用手指向下推压棘突,即可复位。

3　手法治疗

3.1　局部松解法

患者俯卧,医者站于一侧,先在患侧腰三横突周围施柔和的滚、按、揉手法 3~5 min,配合点按肾俞、大肠俞,以酸胀为度。

3.2　弹拨搓揉法

术者用双手拇指在腰三横突尖端做与条索状硬块垂直方向的弹拨,弹拨要由轻到重、由浅入深,手法要柔和深透,并配合搓、揉以解痉止痛、松解粘连。

3.3　下肢滚、揉法

患者俯卧,医者沿患侧臀部及大腿后外侧、小腿外侧施滚揉法 3~5 遍,配合点按环跳、秩边、委中等以理筋通络、活血散瘀。

3.4　整理手法

术者沿腰部两侧膀胱经施滚、揉手法 3~5 min,待肌肉放松后,配合腰部后伸被动运动,最后直擦腰背两侧膀胱经、横擦腰骶部,以热为度。手法治疗每日 1 次,10 d 为 1 个疗程。

4　疗效标准

治愈:临床症状及局部压痛消失,腰部运动正常。显效:临床症状基本消失,局部压痛明显减轻。好转:临床症状有改善,局部压痛有减轻。无效:腰腿痛症状治疗前后无改善。

5 治疗结果

本组 50 例中,治愈 30 例,显效 15 例,好转 5 例,总有效率 100%。

6 讨论

第三腰椎横突综合征是指腰三横突及周围软组织的急慢性损伤、劳损及感受风寒湿邪,致腰三横突发生无菌性炎症、粘连及增厚等,刺激腰脊神经而引起腰臀部疼痛的综合征候群。本病好发于青壮年体力劳动者,男性多于女性。第三腰椎位于腰部 5 个脊椎的中心,腰椎生理性前凸的中点,是腰椎左右旋转、前屈后伸活动的枢纽。第三腰椎横突最长、弯度大、活动大、容易劳损、横突应力集中,容易受伤,劳损日久或受伤失治、治疗不当,局部出现出血水肿,而使筋膜间压力增高、筋膜、肌肉等组织紧张,对神经和血管造成刺激或挤压而发病,如果继续失治、误治,晚期可出现肌腱挛缩、筋膜肥厚以及组织间粘连,使穿过的肌筋膜神经和血管束受到卡压,而发生持续性症状。因此治疗的关键是松解粘连、解痉止痛、促使无菌性炎症的吸收。本组所有病例均采用改良腰椎斜扳法以松解粘连、解痉止痛,同时配合手法以舒筋通络、活血散瘀、缓解肌肉紧张痉挛,从而使无菌性炎症吸收,达到消除临床症状的目的。

臂丛神经阻滞下手法松解治疗冻结肩
临床观察

赵宁建,郑 宝,马 坚,刘如兰,张菊莲,魏永康,石 磊

宁夏银川市中医医院 750001

摘 要:目的:观察臂丛神经阻滞下手法松解治疗冻结肩与传统手法治疗冻结肩的临床疗效,探寻治疗冻结肩简便有效的方法。方法:将 120 例冻结肩患者随机分为 2 组各 60 例,治疗组采用臂丛神经阻滞下手法松解治疗,对照组采用传统手法治疗。结果:总有效率治疗组为 100%,对照组为 86.7%,2 组比较,差异均有显著性意义($P<0.05$);2 组治疗 2 月后,肩部疼痛视觉模拟评分法(VAS)评分及肩关节功能活动评分分别与治疗前比较,差异均有非常显著性意义 ($P<0.05$)。治疗 10 d 及治疗 2 月后,2 组肩部 VAS 评分和肩关节功能活动评分分别比较,差异均有显著性意义($P<0.05$)。结论:臂丛神经阻滞下手法松解治疗冻结肩能较好解除疼痛和改善肩关节活动功能。

关键词:冻结肩;中医疗法;手法松解;臂丛神经阻滞;疼痛视觉模拟评分法;肩关节功能活动评分

冻结肩又称疼痛性肩关节挛缩症,该病为临床常见病和多发

病。由于发病时间长,疼痛剧烈且患侧肩关节活动受限,严重影响患者的生活质量。本研究采用先行臂丛神经阻滞下肩关节松解治疗(包括肩关节内收外展、后背、上举),术后予手法治疗(捻、按、揉、拿、弹拨等),采用随机分组临床实验方法,以目前临床常用传统手法治疗作为对照,观察比较臂丛神经阻滞下手法松解治疗冻结肩的治疗组与对照组的临床疗效,并对其疗效做出评价,为临床推广应用提供依据。

1 临床资料

1.1 诊断标准

参照《推拿治疗学》中的相关标准。

①有肩部外伤、劳损或感受风寒湿邪的病史。

②肩部疼痛:初期常感肩部疼痛为阵发性,后期逐渐发展成为持续性疼痛;肩部持续牵拉或碰撞后可引起剧烈疼痛;疼痛可向颈部及肘部扩散。

③肩关节各方向活动明显受限,尤以外展内旋及后伸功能受限为甚,梳头穿衣等动作均难以完成。严重时肘关节的功能也受限,屈肘时手不能摸对侧肩部,日久可发生上臂肌群不同程度 的废用性萎缩。

④肩关节 X 线检查,早期阴性日久可显示骨质疏松,偶有肩袖钙化。

1.2 纳入标准

①符合冻结肩诊断标准,病程 1~6 月,年龄 30~65 岁,并自愿

签署了知情同意书的患者。

②肩关节 X 线检查符合冻结肩的征象，并排出骨质疏松等其他疾病。

1.3 排除标准

①颈椎、臂丛、胸部、胸锁关节疾病。

②肿瘤疾病引起的冻结肩。

③严重的骨质疏松患者。

1.4 一般资料

观察病例为 2011 年 1—12 月在本院推拿科门诊诊断为冻结肩的患者，共 120 例。男 40 例，女 80 例；年龄 39~65 岁，平均 52.53 岁；病程 1~6 月，平均 3.3 月；右侧 65 例，左侧 55 例；肩部疼痛分级［疼痛视觉模拟评分法（VAS）］：中度 36 例，重度 83 例，难忍受 1 例；肩关节功能分级：严重受限 70 例，极度受限 50 例。将 120 例冻结肩患者按 1:1 随机分入治疗组和对照组。

2 治疗方法

2.1 治疗组

在臂丛神经阻滞下行手法松解。取仰卧位，患肩常规消毒，由麻醉师进行臂丛麻醉，一般选择肌间沟麻醉，使患肩肌肉无痛但保持一定的肌张力，麻醉成功后，先令患肢上举至 180°，以松解三角肌及肩肱关节的粘连，然后外展患肢以松解肩锁关节的粘连，再内收以松解肩胛胸壁关节的粘连，最后令患者坐位，使患者作后背动作以松解肱二头肌腱和肩锁关节的粘连。这是一个连续、缓和的被动过程,动作应轻柔,切忌粗暴。在这过程中,术者可以体验到有软组织撕开的感觉,同时可听到"咔嚓"声,此法在本次臂丛阻滞中反复进行多次,使肩部冻结的软组织充分松解。术后手法治疗如下。

①患者仰卧位,术者一手扶住患肩,另一手握住其腕部或托住肘部,以肩关节为轴心作环转摇动,幅度由小到大。

②患者取坐位,术者用拿捏、按揉手法依次操作患肩,并点按肩井、天宗、肩内陵、肩贞、肩髃等穴,以酸胀为度。

③术者一手扶患肩,另一手握住患侧手腕,作肩关节的上举,反复10次,然后做肩关节的内收、后伸及内旋的扳动,最后用搓法、抖法结束治疗。

在整个治疗过程中,首次治疗行1次臂丛神经阻滞下手法松解,其后以手法治疗,每天1次,10次为1个疗程。

2.2 对照组

参照《中国推拿治疗学》肩周炎的治疗方法进行治疗。

①松解放松法:患者坐位,术者站于患侧,用一手托住患者上臂使其微外展,另一手法或拿捏法施术,重点在肩前部、三角肌部和肩后部。同时配合患肢的被动外展、旋外和旋内活动,以缓解肌肉痉挛,促进粘连松解。

②解痉止痛法:接上势,术者用点法,弹拨手法依次点压肩井、秉风、天宗、肩内陵、肩贞、肩髃各穴,以酸胀为度,对有粘连的部位或痛点施弹拨手法,以解痉止痛,剥离粘连。

③舒筋活血法:接上势,术者先用搓揉、拿捏手法施于肩部

周围,然后握住患者腕部,将患肢慢慢提起,使其上举,并同时作牵拉提抖,最后用搓法从肩部到前臂反复上下搓动 3~5 遍,以松解肩臂,从而达到舒筋活血的作用。每天治疗 1 次,10 次为 1 个疗程。

2 组患者均于治疗 10 d、治疗 2 月后在肩部疼痛与肩关节功能活动方面行疗效评价。

3 观察指标与统计学方法

3.1 观察指标

①肩部疼痛评定标准。按 VAS 依患者的主观感受采用画线记录法,0 表示无疼痛,1~3 表示轻度疼痛,4~6 表示中度疼痛,7~9 表示重度疼痛,10 表示难忍受。

②肩部活动功能评定指标。肩关节活动内旋、外旋、反手摸背、左手摸耳以上 4 项指标测定结果按评分标准换算,每项满分 90 分,4 项评分相加总分,满分 360 分,依总分之多少,按 6 级标准定功能等级。

③安全性指标。血常规、凝血常规、血糖、肩部(X-ray)片、心电图等。

④知情同意。在确认患者符合入组标准后,口头向患者说明研究要求,指导其阅读《知情同意书》,由患者或直系亲属签名同意后纳入。观察治疗周期为 2 月。

3.2 统计学方法

采用 SPSS 13.0 统计软件。计量资料以($x\pm s$)表示,采用 t 检验,计数资料的构成比比较,采用 χ^2 检验。

4 疗效标准与治疗结果

4.1 疗效标准

参照《中医病证诊断疗效标准》。痊愈:肩部疼痛消失,肩关节活动功能范围正常,恢复正常工作。有效:肩部疼痛减轻,肩关节活动功能有进步。无效:与治疗前无明显差别。

4.2 2 组临床疗效比较

总有效率治疗组为 100%,对照组为 86.7%,2 组比较,差异有显著性意义($P<0.05$),见表 1。

表 1　2 组临床疗效比较

单位:例

组别	n	痊愈	有效	无效	总有效率(%)
治疗组	60	25	35	0	100[①]
对照组	60	3	49	8	86.7

注:与对照组比较,①$P<0.05$

4.3 组治疗前后疗效指标比较

2 组肩部疼痛 VAS 评分和肩关节功能活动评分治疗 2 月后分别与治疗前比较,差异均有显著性意义（$P<0.05$）;治疗 10 d 及治疗 2 月后,2 组肩部疼痛 VAS 评分和肩关节功能活动评分分别比较,差异均有显著性意义($P<0.05$),见表 2。

表2　2组治疗前后疗效指标比较($x \pm s$)

单位:分

组别	N	时间	肩部疼痛 VAS 评分	肩关节功能活动评分
治疗组	60	治疗前	7.43±1.24	45.81±19.25
		治疗 10 天	3.91±1.19②	152.55±25.46②
		治疗 2 月后	0.58±0.49①②	323.61±19.69①②
对照组	60	治疗前	7.06±0.95	58.70±13.59
		治疗 10 天	5.18±1.1 7	95.95±24.18
		治疗 2 月后	2.70±1.68①	225.88±73.96①

注:与治疗前比较,①$P<0.05$;与对照组同期比较,②$P<0.05$

5　讨论

冻结肩是中年以后突发性的肩关节疼痛及关节挛缩症,好发于 50 岁前后,故称五十肩,中医学称为凝肩或漏肩风,过去统称为肩周炎。中医学认为,本病属痹证范畴,是由于年老体弱,肝肾亏损,气血不足,筋脉失养,加之风寒湿邪以及劳累伤损因素所致。现代医学认为,肩关节周围炎发病主要与肩关节周围软组织的退变有关,其病理改变主要是肩关节及其周围软组织的无菌性炎症炎性介质聚集,刺激神经末梢产生疼痛,并在炎性介质和其他细胞因子的作用下,促使组织增生,局部产生粘连形成硬结和条索,1934 年 Codman 将其定义为"冻结肩"(Frozen Shoulder);1946 年 Nevraser 通过组织活检发现, 此类病例存在肩关节囊挛缩、关节囊滑膜下层慢性炎症和纤维化,提出了"粘连性关节囊炎"的概念。关节腔容量的减少是肩关节周围炎的一个重要特征。

正常肩关节可以容纳 20~30 ml 的液体，而在肩关节周围炎病例中，关节腔容量小于 10 ml，且大多数低于 5~6 ml。病理变化为一种多滑囊、多部位的病变，病变范围累及肩峰下或三角肌下滑囊、肩胛下肌下滑囊、肱二头肌长头腱鞘以及盂肱关节滑膜腔，同时可累及岗上肌、肩胛下肌及肱二头肌长头腱、喙肩韧带喙肱韧带。早期滑膜水肿、充血，绒毛肥大伴有渗出，后期滑膜腔粘连闭锁，纤维素样物质沉积。

冻结肩的病理过程可分为 3 期。

①良性期或称冻结前期。

②冻结期或粘连期。

③缓解期或称恢复期，约 0.5~1.5 年。

炎症逐渐好转，疼痛缓解，肩关节活动亦逐渐恢复，但往往活动范围不如病前，传统的手法治疗冻结肩，由于疼痛重，病程长，患者不容易接受。

采用臂丛神经阻滞下手法治疗冻结肩，与传统手法相比，其优点如下。

①减轻患者痛苦。

②手法松解时会造成肩部肌肉的痉挛和疼痛保护性抵抗，臂丛神经阻滞可避免肩袖损伤、骨折或脱位的发生。

③彻底松解粘连，恢复关节活动度，并刺激本体感觉，促进关节液的活动，缓解关节疼痛，防止关节退变达到治疗目的。

该疗法具有恢复关节腔的正常流变学状态、改善关节挛缩等作用，可消除致痛物质，从而减轻疼痛，改善关节功能。臂丛神经阻滞下行手法松解时,动作应轻柔,切忌粗暴。在行松解的过程中,可听到"咔嚓"声,但不可强求"咔嚓"声。对冻结肩松解是否彻底、到位,是本法治疗效果好坏的关键。要做到对粘连的彻底松解,良好的臂丛麻醉是必不可少的。本研究所采用的臂丛阻滞不同于骨科手术的臂丛阻滞,要求患肩既没有疼痛感又要保持一定的肌张力,但在行臂丛阻滞时,因患者个体差异偶可引起并发症,如皮下血肿及出血、霍纳氏综合征、声音嘶哑、头晕等,须对症处理,以免影响手法松解治疗的效果。笔者临床实践体会,臂丛神经阻滞下手法松解治疗冻结肩疗效肯定,创伤小,能较好松解粘连,改善局部血液循环,缓解疼痛,较传统手法治疗具有较好的改善肩关节功能和缓解疼痛的优点,为临床推广应用提供依据。

参考文献

[1] 罗才贵.推拿治疗学[M].北京:人民卫生出版社,2001:98-99.

[2] 赵宁建,马坚.臂丛麻醉下手法松解治疗冻结肩45例[J].陕西中医,2005,26(4):334-335.

[3] 李业甫.中国推拿治疗学[M].上海:上海中医药大学出版社,1994:238-244.

[4] 国家中医药管理局.ZY/T001.1-001.9-94中医病证诊断疗效标准[S].南京:南京大学出版社,1994:186-187.

[5] 李承球.肩周炎的分类诊断和治疗[J].颈腰痛杂志,2004,25(3):144-150.

[6] 侯春林.肩部疾患[M]// 胥少汀,葛宝丰,徐印坎.实用骨科学[M].北京:人民军医出版社,2002:1439.

［7］ Peyron JG.Intraarticular hyaluronan injections in the tre－atment of os－
teoarthritis：state－ of－ the－ art review［J］. J Rheumatol,1993,39:10－15.

［8］ 周秉文. 颈肩痛［M］. 北京:人民卫生出版社, 1998:290－294.

臂丛阻滞麻醉下手法松解治疗冻结肩
并发症疗效观察

郑　　宝,赵宁建,张菊莲,马　　坚,刘如兰,魏永康,石　　磊

宁夏银川市中医医院　750001

摘　要:目的:探讨臂丛神经阻滞麻醉下手法松解治疗冻结肩并发症的观察和处理。**方法:**对60例冻结肩采用臂丛阻滞麻醉下手法松解粘连,术后予推拿手法治疗,在治疗过程中出现的并发症进行观察和处理。**结果:**痊愈25例,有效35例。其中5例出现局部出血,经压迫后出血停止。3例出现霍纳氏综合征;1例出现声音嘶哑;2例出现头晕呕吐;1例出现患肢麻木。**结论:**臂丛阻滞麻醉下手法松解治疗冻结肩能较好松解粘连,改善局部血液循环,缓解疼痛。具有安全,痛苦小,其并发症须对症处理。

关键词:肩周炎/中医药疗法;@;手法松解

冻结肩又称疼痛性肩关节挛缩症,该病为临床常见病和多发病。由于发病时间长,疼痛剧烈且患侧肩关节活动受限,严重影响患者的生活质量。采用臂丛神经阻滞麻醉下手法松解粘连、术后予推拿手法治疗,能较好地松解粘连,改善局部血液循环,缓解疼痛。但在治疗的过程中易出现一些并发症,影响治疗效果。我科

2010 年 6 月至 2011 年 6 月收治冻结肩患者 60 例，均取得满意疗效。现就治疗过程中并发症的观察和处理进行总结。

1 临床资料

本组患者男 28 例，女 32 例。平均年龄 54.5 岁(42~67 岁)，平均病程 3.5 月(1~6 月)。右侧患者 30 例，左侧患者 28 例，双侧患者 2 例。肩部疼痛分级(疼痛视觉模拟评分法)：中度疼痛 15 例，重度疼痛 35 例，难忍受 10 例。肩关节功能分级：显著受限 25 例，严重受限 30 例，极度受限 5 例。

诊断标准如下。

①有肩部外伤、劳损或感受风寒湿邪的病史。

②肩部疼痛，初期常感肩部疼痛为阵发性，后期逐渐发展成为持续性疼痛。肩部持续牵拉或碰撞后可引起剧烈疼痛。疼痛可向颈部及肘部扩散。

③肩关节各方向活动明显受限，尤以外展内旋及后伸功能受限为甚，梳头穿衣等动作均难以完成。严重时肘关节的功能也受限屈肘时手不能摸对侧肩部，日久可发生上臂肌群不同程度的废用性萎缩。

④肩关节 X 线检查，早期阴性日久可显示骨质疏松，偶有肩袖钙化。

2 治疗方法

臂丛阻滞麻醉下行手法松解取仰卧位，患肩常规消毒，由麻醉师进行臂丛麻醉,一般选择 肌间沟麻醉,使患肩肌肉无痛但保持一定的肌张力,麻醉成功后,先令患肢上举至180°,以松解三角肌及盂 肱关节的粘连, 然后外展患肢以松解肩锁关节的粘连,再内收以松解肩胛胸壁关节的粘连,最后令患者坐位,使患者作后背动作以松解肱二头肌腱和肩锁关节的粘连。这是一个连续、缓和的被动过程,动作应轻柔,切忌粗暴。在这过程中,术者可以体验到有软组织撕开的感觉,同时可听到"咔嚓"声,此法反复进行多次,使肩部冻结的软组织充分松解。

术后手法治疗如下。

①患者仰卧位,术者一手扶住患肩,另一手握住其腕部或托住肘部,以肩关节为轴心作环转摇动,幅度由小到大。

②患者取坐位,术者用拿捏、按揉手法依次操作患肩,并点按肩井、天宗、肩内陵、肩贞、肩髃等穴,以酸胀为度。

③术者一手扶患肩,另一手握住患侧手腕, 作肩关节的上举,反复 10 次,然后作患侧肩关节的内收、后伸及内旋的扳动,最后用搓法、抖法结束治疗。每日 1 次,10 次为 1 个疗程。

3 疗效标准

参照《中医病症诊断疗效标准》,痊愈:肩部疼痛消失,肩关节活动功能范围正常,恢复正常工作。有效:肩部疼痛减轻,肩关节活动功能有进步。无效:与治疗前无明显差别。

4 治疗结果

本组痊愈 25 例, 有效 35 例, 其中 5 例出现局部出血, 经压迫后出血停止; 3 例出现霍纳氏综合征; 1 例出现声音嘶哑的症状; 2 例出现头晕和呕吐的症状; 1 例出现患肢麻木的症状。

5 讨论

冻结肩又称疼痛性肩关节挛缩症, 是中年以后突发性的肩关节疼痛及关节挛缩症, 好发于 50 岁前后, 故称"五十肩", 祖国医学称为"凝肩"或"漏肩风", 过去统称为肩周炎。传统医学认为本病属于痹症"范畴, 又称冻结肩, 是由于年老体弱, 肝肾亏损, 气血不足, 筋脉失养, 加之风寒湿邪以及劳累伤损因素所致。关节腔容量的减少是肩关节周围炎的一个重要特征。正常肩关节可以容 20~30 ml 的液体, 而在肩关节周围炎病例中, 关节腔容量小于 10 ml, 且大多数 低于 5~6 ml。病理变化为一种多滑囊、多部位的病变, 病变范围累及肩峰下或三角肌下滑囊、肩胛下肌下滑囊、肱二头肌长头腱鞘以及盂肱关节滑膜腔, 同时可累及岗上肌、肩胛下肌及肱二头肌长头腱、喙肩韧带 喙肱韧带。早期滑膜水肿、充血, 绒毛肥大伴有渗出, 后期滑膜腔粘连闭锁, 纤维素样物质沉积。作者通过 多年临床实践已经证明, 臂丛神经阻滞麻醉下手法松解治疗冻结肩疗效肯定, 创伤小、能较好松解粘连, 改善局部血液循环, 缓解疼痛, 但在行臂丛阻滞麻醉时, 偶可引起并发症, 须对症处理, 以免影响手法松解治疗的效果。

①出血及血肿：在穿刺过程中，因可能损伤颈内静脉、锁骨下动脉及腋动脉而引起出血。若出血量大可在局部形成血肿。故在穿刺时注意观察有无回血。若不慎刺入血管，拔针后需立即压迫局部组织 5~6 min。以避免继续出血。并观察局部有无肿胀等。若有血肿，则严密观察患者有无烦躁、气急、呼吸困难、心率加快、紫绀等颈部压迫症状，及时做好清除血肿及抢救准备。本组 5 例患者穿刺时有出血情况，经更换穿刺部位及方向，局部压迫出血停止，无一例发生血肿。

②霍纳氏综合征：又称颈交感神经麻痹综合征，Horner 综合征是由于交感神经中枢至眼部的通路上受到任何压迫和破坏，引起瞳孔缩小、眼球内陷、上睑 下垂及患侧面部无汗的综合征。系由臂丛神经阻滞时 星状神经节被阻滞所引起，患者阻滞侧出现眼睑下垂、瞳孔缩小、眼球下陷、结膜充血、无汗等症状，短时内可自行消失。如出现上述症状，可向患者耐心解释，一般不需特殊处理。

③声音嘶哑：臂丛神经阻滞时偶尔可出现暂时性喉返神经麻痹而引起声音嘶哑。主要表现为声音嘶哑、失音、呼吸困难，多为暂时性，在麻醉作用消失或麻醉操作不当以及注入药物的容积、浓度等有关。一般多认为与穿刺偏向前方和穿刺针刺入太深局麻药扩散到颈总动脉周围所引起的。在治疗中与患者交谈，了解有无声音嘶哑，短时间可自行恢复一般无须处理。

④头晕呕吐：患者既往有高血压病史，或对麻醉药物的不适，行臂丛阻滞时可出现头晕呕吐。要密切观察病人的血压情况。

⑤患肢麻木:臂丛神经阻滞穿刺针尖碰及神经时偶可出现神经支配区域的麻木。可向患者耐心解释,一般不需特殊处理。

参考文献

[1] 周秉文.颈肩痛[M].北京:人民卫生出版社,1998:290-294.

[2] 罗才贵.推拿治疗学[M].北京:人民卫生出版社,2001:98-99.

[3] 赵宁建,马坚.臂丛麻醉下手法松解治疗冻结肩45例[J].陕西中医,2005,26(4):334-335.

[4] 国家中医药管理局.ZY/T001.1-001.9-94中医病证诊断疗效标准[S].南京:南京大学出版社,1994:186-187.

[5] 李承球.肩周炎的分类诊断和治疗[J].颈腰痛杂志,2004,25(3):145-149.

[6] 盛卓人,王俊科.实用临床麻醉学[M].沈阳:辽宁科学技术出版社,1996:306.

松解手法治疗僵直型肩周炎疗效观察

赵宁建,马　坚,郑　宝,刘如兰

宁夏银川市中医医院　750001

摘　要:目的:观察臂丛神经阻滞麻醉下手法松解治疗僵直型肩周炎的疗效。方法:采用臂丛神经阻滞麻醉下手法松解治疗本病60例,并观察临床疗效及影响因素。结果:总有效率100%。结论:本方法对本病具有缓解症状,改善肩关节功能的功效。

关键词:肩周炎/中医药疗法;手法

冻结肩多见于45~60岁的患者,失治或误治往往导致肩关节功能受限,严重者肘关节功能受限,影响患者的生活质量。我科2010年1—12月收治冻结肩患者60例。现就影响臂丛神经阻滞下手法松解治疗冻结肩的治疗效果的一些临床因素进行分析。

1　临床资料

本组患者男28例,女32例。平均年龄52岁(40~64岁);平均病程3.5月(1~6月);右侧患者30例,左侧患者28例,双侧患者2例;肩部疼痛分级(疼痛视觉模拟评分法):中度疼痛15例,重度疼痛 35 例,难忍受 10 例;肩关节功能分级:显著受限 25 例,严重受限 30 例,极度受限 5 例。

诊断具备以下情况:

①有肩部外伤,劳损或感受风寒湿邪的病史。

②肩部疼痛,初期常感肩部疼痛为阵发性,后期逐渐发展成为持续性疼痛,肩部持续牵拉或碰撞后可引起剧烈疼痛,疼痛可向颈部及肘部扩散。

③肩关节各方向活动明显受限,尤以外展内旋及后伸功能受限为甚,梳头穿衣等动作均难以完成,严重时肘关节的功能也受限屈肘时手不能摸对侧肩部,日久可发生上臂肌群不同程度的废用性萎缩。

④肩关节 X 线检查,早期阴性日久可显示骨质疏松,偶有肩袖钙化。

2 治疗方法

臂丛神经阻滞下行手法松解:取仰卧位,患肩常规消毒,由麻醉师进行臂丛神经阻滞,一般选择肌间沟麻醉,使患肩肌肉无痛但保持一定的肌张力,麻醉成功后,先令患肢上举至 180°,以松解三角肌及盂肱关节的粘连,然后外展患肢以松解肩锁关节的粘连,再内收以松解肩胛胸壁关节的粘连,最后令患者坐位,使患者作后背动作以松解肱二头肌腱和肩锁关节的粘连。这是一个连续、缓和的被动过程,动作应轻柔,切忌粗暴。在这过程中,术者可以体验到有软组织撕开的感觉,同时可听到"咔嚓"声,此法反复进行多次，使肩部冻结的软组织充分松解。

手法治疗如下。

①患者仰卧位，术者一手扶住患肩，另一手握住其腕部或托住肘部，以肩关节为轴心作环转摇动，幅度由小到大。

②患者取坐位，术者用拿捏、按痛点多在三角肌粗隆(三角肌止点)、肱骨大结节上部(冈上肌止点)或肩峰外下方(肩峰下滑囊处)。肩关节前屈功能障碍，多为肱二头肌、喙肱肌、三角肌前部、胸大肌在肩关节周围的起点或止点病变，痛点或压痛点多在肱骨大结节、结节间沟、喙突。肩关节后伸功能障碍，多为肱三头肌、三角肌后部、背阔肌、大圆肌在肩部的起点或止点病变，痛点多在盂下结节或肱骨小结节处。肩关节内收功能障碍，多为背阔肌、胸大肌、肩胛下肌在肩部周围的止点病变，痛点多在肱骨小结节处；肩关节内旋功能障碍，多为大圆肌、肩胛下肌、背阔肌在肱骨小结节上的止点病变，痛点多在肱骨小结节处。肩关节外旋功能障碍，小圆肌、冈下肌在肱骨大结节处的止点病变，痛点多在肱骨大结节处。

药液配制及注射方法痛点注射使用药物：2%利多卡因 5 ml、醋酸曲安奈德 10 mg、维生素 B_{12} 针 500 μg，用生理盐水稀释至 15 ml。痛点经常规消毒后，由压痛最明显处进针，回抽无回血后方可缓慢注入，每个痛点或压痛点注射药物 3~5 ml，压痛最明显处注药相对较多。每周注射 1 次，5 次为 1 个疗程。一般 1 个疗程之内即可治愈。

3 疗效标准

疗效判定参照国家中医药管理局 1994 年颁布的《中医病证诊断疗效标准》,治愈:肩部疼痛消失,功能恢复正常(前屈上举大于 160°,外展大于 80°,内收 45°,拇指摸背达第十胸椎以上)。好转:肩部疼痛基本消失,功能活动范围明显改善,但活动后仍有结肩在积极治疗的同时,应强调鼓励患者进行肩部的功能锻炼,幅度以引起轻微的疼痛为度,防止关节的再度粘连和肩部软组织拘紧挛缩。锻炼应循序渐进,持之以恒,避免强行牵拉。不恰当的功能锻炼可导致疼痛和粘连加重。本组一例因早期功能锻炼不当而影响其治疗效果。

参考文献

[1] 周秉文.颈肩痛[M].北京:人民卫生出版社,1998:290-294.

[2] 赵宁建,马坚.臂丛麻醉下手法松解治疗冻结肩 45 例[J].陕西中医,2005,26(4):334-335.

[3] 国家中医药管理局.ZY/T001.1-001.9-94 中医病证诊断疗效标准[S].南京:南京大学出版社,1994:186-187.

[4] 李承球.肩周炎的分类诊断和治疗[J].颈腰痛杂志,2004,25(3):145-149.

影响臂丛阻滞下手法松解治疗冻结肩
疗效的临床因素

赵宁建,马　坚,郑　宝,刘如兰

宁夏银川市中医医院　750001

摘　要:目的:通过对臂丛阻滞下手法松解治疗冻结肩患者进行分析,探讨影响其治疗效果的临床因素。方法:采用回顾性研究方法对 80 例行臂丛阻滞下手法松解的冻结肩病例进行分析。结果:共随访 80 例。随访时间 2~16 周,术后 2 周效果评定,总有效率 91.3%;术后 16 周效果评定,总有效率 100%。有 3 例因臂丛阻滞不理想而行第 2 次阻滞;2 例在治疗冻结肩的同时,予口服降糖药物而痊愈;3 例因早期治疗方法不当而给患者带来经济等方面的影响;1 例因早期功能锻炼不当而影响其治疗效果。结论:臂丛阻滞效果不理想、原发疾病的影响、治疗方法不恰当、功能锻炼不当等临床因素将影响臂丛阻滞下手法松解治疗冻结肩的治疗效果,应避免发生。

关键词:冻结肩;臂丛阻滞;手法;临床因素

冻结肩多见于 45~60 岁人群,失治或误治往往导致肩关节功能受限,严重者肘关节功能受限,影响患者的生活质量。现采用回顾性研究方法就影响臂丛阻滞下手法松解治疗冻 结肩治疗效果的一些临床因素进行分析。

1 临床资料

1.1 诊断标准

参照《推拿治疗学》中的相关标准。

①有肩部外伤、劳损或感受风寒湿邪的病史。

②肩部疼痛:初期常感肩部疼痛为阵发性,后期逐渐发展成为持续性疼痛。肩部持续 牵拉或碰撞后可引起剧烈疼痛。疼痛可向颈部及肘部扩散。

③肩关节各方向活动明显受限,尤以外展、内旋及后伸功能受限为甚,梳头、穿衣等动作均难以完成。严重时肘关节的功能也受限,屈肘时手不能摸对侧肩部,日久可发生上臂肌群不同程 度的废用性萎缩。

④肩关节 X 线检查,早期阴性,日久可显示骨质疏松,偶有肩袖钙化。

1.2 纳入标准

①符合冻结肩诊断标准,病程 1~6 月,年龄 40~64 岁,并自愿签署了有创操作知情同意书的患者。

②肩关节 X 线检查符合冻结肩,并排除骨质疏松等其他疾病。

1.3 排除标准

①颈椎、臂丛、胸部、胸锁关节疾病。

②肿瘤疾病引起的冻结肩。

③严重的骨质疏松患者。

1.4　一般资料

观察病例为 2010 年 7 月—2011 年 7 月本院推拿科收治的冻结肩患者,共 80 例。其中男 38 例,女 42 例;年龄 40~64 岁,平均 52 岁;病程 1~6 月,平均 3.5 月;患肩右侧 40 例,左侧 38 例,双侧 2 例;肩部疼痛分级(疼痛视觉模拟评分法):中度疼痛 20 例,重度疼痛 45 例,难忍受 15 例;肩关节功能分级:显著受限 30 例,严重受限 40 例,极度受限 10 例。

2　治疗方法

2.1　臂丛阻滞下行手法松解

取仰卧位,患肩常规消毒,由麻醉师进行臂丛麻醉,一般选择肌间沟麻醉,使患肩肌肉无痛但保持一定的肌张力,麻醉成功后,先令患肢上举至 180°,以松解三角肌及盂肱关节的粘连,然后外展患肢以松解肩锁关节的粘连,再内收以松解肩胛胸壁关节的粘连,最后令患者坐位,使患者作后背动作以松解肱二头肌腱和肩锁关节的粘连。这是一个连续、缓和的被动过程,动作应轻柔,切忌粗暴。在这过程中,术者可以体验到有软组织撕开的感觉,同时可听到“咔嚓”声。此法反复进行多次,使肩部冻结的软组织充分松解。

2.2　术后手法治疗

①患者仰卧位,术者一手扶住患肩,另一手握住其腕部或托

住肘部,以肩关节为轴心作环转摇动,幅度由小到大。

②患者取坐位,术者用拿捏、按揉手法依次作用于患肩,并点按肩井、天宗、肩内陵、肩贞、肩髃等穴,以酸胀为度。

③术者一手扶住患肩,另一手握住患侧手腕,作肩关节的上举,反复10次,然后作患侧肩关节的内收、后伸及内旋的扳动,最后用搓法、抖法结束治疗。

在整个治疗过程中,首次行1次臂丛神经阻滞下手法松解,其后每天予手法治疗,治疗10次为1个疗程。

3 疗效标准与治疗结果

3.1 疗效标准

本研究共随访80例,随访时间2~16周。参照《中医病证诊断疗效标准》,痊愈:肩部疼痛消失,肩关节活动功能正常,恢复正常工作。有效:肩部疼痛减轻,肩关节活动功能有进步。无效:与治疗前无明显差别。

3.2 治疗结果

术后2周短期效果评定,痊愈8例,有效65例,无效7例,总有效率91.3%。术后16周远期效果评定,痊愈35例,有效45例,无效0例,总有效率100%。

3.3 不同临床因素影响治疗效果的情况

本研究80例患者,有3例因臂丛阻滞不理想而行第二次阻滞;2例在治疗冻结肩的同时,予口服降糖药物而痊愈;3例因早期治疗方法不当而给患者带来经济等方面的影响;1例因早期功能锻炼不当而影响其治疗效果。

4　讨论

冻结肩又称疼痛性肩关节挛缩症，是颈肩痛较常见的一组病症。中老年人发病率较高,冻结肩由于疼痛病程久,影响日常生活。臂丛阻滞下手法松解治疗冻结肩,该疗法具有恢复关节腔的正常流变学状态、改善关节挛缩等作用,可消除致痛 物质,从而减轻疼痛,改善关节功能。根据本研究 80 例臂丛阻滞下手法松解治疗冻结肩的分析, 笔者认为以下几点影响其 治疗效果的临床因素应予重视。

4.1　臂丛阻滞效果不理想

臂丛阻滞下手法松解治疗冻结肩的方法,其臂丛阻滞不同于骨科手术时的阻滞,要求患肩无痛,但需保持一定的肌张力,这样能充分松解粘连,最大限度 避免肌腱、韧带的创伤。臂丛阻滞过深或过浅均影响粘连松解 的效果。

4.2　原发疾病的影响

内分泌疾病如糖尿病患者常并发冻结肩,可能与糖代谢紊乱有关,在此基础上加上劳累,受寒等原 因可使肩关节抵抗力减低而引起本病。因此,在治疗冻结肩的同时,给予原发病的治疗,可使冻结肩得以根治。

4.3　治疗方法不恰当

冻结肩的治疗方法很多,如内服药、热敷、离子透入、拔罐、酒火疗法等,但是疗效都不确切。若早期治疗方法不当,不能缓解症状,且会导致患肩肌肉、韧带发僵、发硬,肩部粘连加重,为以后的治疗带来困难。

4.4 功能锻炼不当

在治疗冻结肩的同时,鼓励患者进行肩部的功能锻炼,功能锻炼幅度以引起轻微的疼痛为度,防止关节的再度粘连和肩部软组织拘紧挛缩。锻炼应循序渐进、持之以恒,避免强行牵拉。

参考文献

[1] 罗才贵.推拿治疗学[M].北京:人民卫生出版社,2001:98-99.

[2] 国家中医药管理局.ZY/T001.1-001.9-94 中医病证诊断疗效标准[S]. 南京:南京大学出版社,1994:186-187.

[3] 赵宁建,郑宝,马坚,等.臂丛阻滞下手法松解治疗冻结肩临床观察[J]. 新中医,2012,44(7):134-136.

九步八分法配合热敷治疗膝关节骨性
关节炎 50 例

赵宁建,郑　宝,马　坚,魏永康

宁夏银川市中医医院　750001

摘　要:目的:探寻膝关节骨性关节炎治疗的简便有效方法。方法：采用回顾性研究方法应用九步八分法配合中药热敷治疗膝关节骨性关节炎 50 例。结果:临床治愈 15 例,显效 30 例,有效 5 例,无效 0 例,总有效率 100%。结论:九步八分法配合热敷能较好的解除疼痛和改善膝关节活动功能。

关键词:膝关节骨性关节炎/中医药疗法;手法/中医药疗法;@;九步八分法

膝关节骨性关节炎又称退行性膝关节炎,是由于膝关节的退行性改变和慢性积累性关节磨损而造成的,以膝部关节如果变性,关节面软骨面反应性增生,骨刺形成为主要病理表现。笔者有幸师从于北京中医药大学东直门医院孙呈祥教授学习宫廷理筋术之九步八分法,聆听孙教授谆谆教诲。2013 年 3—10 月采用宫廷理筋术之九步八分法配合热敷治疗膝关节骨性关节炎 50 例,现总结如下。

1 临床资料

1.1 一般资料

本组患者男 20 例,女 30 例。平均年龄 50.5 岁(45~65 岁);平均病程 3.3 月(1~6 月);右侧患者 19 例,左侧患者 25 例,双侧 6 例。

1.2 诊断标准

①临床表现:膝关节的疼痛及压痛、关节僵硬、关节肿大、骨摩擦音(感)、关节无力、活动障碍。

②影像学检查:X 线检查,骨关节炎的 X 线特点表现为非对称性关节间隙变窄,软骨下骨硬化和囊性变,关节边缘骨质增生和骨赘形成;关节内游离体,关节变形及半脱位。

③实验室检查:血常规、蛋白电泳、免疫复合物及血清补体等指征一般在正常范围。伴有滑膜炎者可见 C 反应蛋白(CRP)及血沉(ESR)轻度升高,类风湿因子及抗核抗体阴性。

④具体诊断标准:近 1 个月内反复膝关节疼痛;X 线片(站立或负重位)示关节间隙变窄、软骨下骨硬化和(或)囊性变、关节缘骨赘形成;关节液(至少 2 次)清亮、黏稠,WBC<2 000 个/ml;中老年患者(≥40 岁);晨僵≤3 min;活动时有骨擦音(感)。综合临床、实验室及 X 线检查,可诊断膝关节骨性关节炎。

2 治疗方法

九步八分法:患者仰卧,医者立于患侧。

①按拿法治疗患肢 3 遍,90 s。医者双掌叠按,由患肢髂前上棘至踝部顺次按拿 3 遍,按至酸胀为度。

②五指五穴法。医者一手屈曲的中指、拇指指端分别点按患肢髀关、伏兔,另一手屈曲的拇指、示指、中指指端分别点按鹤顶、内外膝眼、五穴同时点按 30 s。

③点按足三里、三阴交法。一手拇指,另一手示指指端分别点按患肢足三里、三阴交,两穴同时点按 30 s。

④拿捏法治疗小腿 3 遍,60 s。双手拿捏患肢小腿脾胃经共 3 遍,酸胀为度。

⑤膝关节周围滚法。患膝周围施用滚法 1 min。

⑥捻法、分法、抖法舒理站立筋,90 s。

⑦六指六穴法。两手相对,屈曲的拇指、示指、中指分别点按血海、梁丘、内外膝缝、内外膝眼,六穴同时点按 30 s。

⑧推髌屈伸膝关节法,30 s。两手环抱患膝,两拇指点按内外膝眼,余指托抱小腿,推髌屈伸膝关节 6 次。

⑨膝部归合顺散法。患膝周围施用归合顺散法 1 min。

以上手法,隔日 1 次,10 次为 1 个疗程。中药热敷:以伸筋草、透骨草、三棱、莪术、威灵仙、青风藤、川牛膝、羌活、独活、桂枝、桑枝、甘草上药共研粗末,布包与毛巾共煮热敷患膝,每次 20 min,一日一次。

3 疗效标准

临床治愈:膝痛、肿胀完全消失,行走及上下楼梯无不适感。显效:静息无膝痛,无肿胀,偶有活动时疼痛,行走时无疼痛,不影响工作及生活。有效:膝痛时发时止,行走时仍有轻度疼痛,上下楼稍感不便,关节活动稍受限。无效:膝痛、肿胀及活动时疼痛无明显改善。

4 治疗结果

本组 50 例,临床治愈 15 例,显效 30,有效 5 例,无效 0 例,总有效率100%。

5 讨论

膝关节骨性关节炎又称退行性膝关节病,是一种慢性退行性关节疾病,其发病率在四肢骨关节病中居首位。本病以中老年人多发,特别是 50~60 岁的老年人,女性多于男性。本病的病因一般认为与年龄、性别、职业、机体代谢及损伤有关,尤其与膝关节的机械运动关系密切。膝关节骨性关节炎的病理变化[1],早期因关节软骨积累性损伤导致关节软骨的原纤维变性,而使软骨变薄或消失,引起关节活动是疼痛与受限;后期,关节囊形成纤维化增厚,滑膜充血肿胀肥厚,软骨呈象牙状骨质增生。同时,膝关节周围肌肉因受到刺激而现为先痉挛后萎缩。中医学一般将膝关节骨性关节炎归属"骨痹""筋痹"范畴。宫廷理筋术之九步八分法配合中药热敷治疗膝关节骨性关节炎主要有以下几方面的作用:点穴开筋膝寒痹不仁,不可屈伸,髀关主之膝不能屈伸,不可以行,梁丘主之膝中痛,取犊鼻,胫痛不能久立,湿痹不能行,三阴交主之。手法作用于患膝周围,通经活络,缓解痉挛,舒筋活血,消肿止痛,滑利关节,加速局部血液循环,改善关节腔内压力平衡,促进关节腔内容物组织的修复,促使无菌性炎症的消散与吸收,解除膝关节滑膜嵌顿,使膝关节的运动功能得到改善。九步八分法,特别注重肝肾与其所主筋骨气血的相互关系,肝主筋,肾主骨。脾主肉,脾胃为后天之本 阳明者,五脏六腑之海,主润宗筋,取三阴之经补之,手法调和脾胃肝肾经,可以补益气血,通经活络,强筋壮骨 手法标本兼顾,相得益彰,功专力宏。中药热敷可使药力直达病所,使局部血液循环加强,局部组织营养改善,代谢产物逐出加快,组方中药热敷方中,海桐皮、伸筋草、青风藤、络石藤具有祛风湿通络止痛的功效,五加皮、桑枝、木瓜、羌独活具有祛风湿舒筋活络、通利关节的功效,三棱、莪术、透骨草、威灵仙具有软坚祛瘀,软化骨刺之功用,桂枝具有温通经脉,散寒止痛的功效。诸药合用,共奏祛风胜湿,活血化瘀,软坚散结,解痉止痛之功效。诸法合用,疗效显著,膝痛消失,屈伸活动自如。

参考文献

[1] 罗才贵.推拿治疗学[M].北京:人民卫生出版社,2001:145-147.

[2] 王锡友,王福.孙呈祥教授治疗膝骨性关节炎的经验[J].现代中西医结合杂志,2012,12(36):4063-4064.